"健康中国·你我同行"
科普读物

认识癌症
可防可治

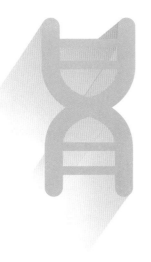

国家卫生健康委宣传司 组织编写

赫 捷 张 勇 主 编

人民卫生出版社
·北 京·

图书在版编目（CIP）数据

认识癌症，可防可治 / 国家卫生健康委宣传司组织
编写；赫捷，张勇主编. —北京：人民卫生出版社，
2024.4
ISBN 978-7-117-36194-1

I.①认… II.①国… ②赫… ③张… III.①癌－防
治 IV.①R73

中国国家版本馆 CIP 数据核字（2024）第 073454 号

认识癌症，可防可治
Renshi Aizheng, Kefang Kezhi

策划编辑　庞　静　赵沐霖　　责任编辑　赵沐霖
数字编辑　杜鱼田　张嘉琳
书籍设计　尹　岩　梧桐影
组织编写　国家卫生健康委宣传司
主　　编　赫　捷　张　勇
出版发行　人民卫生出版社（中继线 010-59780011）
地　　址　北京市朝阳区潘家园南里 19 号
邮　　编　100021
E - mail　pmph @ pmph.com
购书热线　010-59787592　010-59787584　010-65264830
印　　刷　北京顶佳世纪印刷有限公司
经　　销　新华书店
开　　本　710×1000　1/16　　印张：17.5
字　　数　195 千字
版　　次　2024 年 4 月第 1 版
印　　次　2024 年 4 月第 1 次印刷
标准书号　ISBN 978-7-117-36194-1
定　　价　75.00 元

打击盗版举报电话　010-59787491　　E- mail　WQ @ pmph.com
质量问题联系电话　010-59787234　　E- mail　zhiliang @ pmph.com
数字融合服务电话　4001118166　　　E- mail　zengzhi @ pmph.com

7

编写委员会

编　者（以姓氏笔画为序）

于　媛　马春亮　王　昕　王　健　王　猛　王　鹏
王　镇　王文娜　王顺达　王懋杰　白　萍　尼露排
邢泽宇　毕晓峰　吕讷男　朱一鸣　任　虎　刘　姗
孙　萍　孙博洋　苏　凯　杜永星　李　宁（女）
李晓阳　李舒馨　杨飞亚　吴　凡　吴禾禾　吴宇琪
邱　田　张　凯　张　雯　张水生　张业繁　张江鹄
张国超　陈　宇　林春青　和　芳　郑　薇　赵　焕
费凯伦　贾力涛　龚彩凤　梁　晶　董　雪　翟医蕊
瞿　望

编写秘书　张晓丹

审稿专家（以姓氏笔画为序）

王凯峰　王理伟　卞晓洁　李　琦　陈东芹

　　党的二十大报告指出，把保障人民健康放在优先发展的战略位置，完善人民健康促进政策。习近平总书记强调，健康是幸福生活最重要的指标，健康是1，其他是后面的0，没有1，更多的0也没有意义。

　　普及健康知识，提高健康素养，是实践证明通往健康的一条经济、有效路径。国家卫生健康委宣传司、人民卫生出版社策划出版"健康中国·你我同行"系列科普读物，初心于此。

　　系列科普读物的主题最大程度覆盖人们最为关心的健康话题。比如，涵盖从婴幼儿到耄耋老人的全人群全生命周期，从生活方式、心理健康、环境健康等角度综合考虑健康影响因素，既聚焦心脑血管疾病、癌症、慢性呼吸系统疾病、糖尿病、传染病等危害大、流行广的疾病，也兼顾罕见病人群福祉等。

　　系列科普读物的编者是来自各个领域的权威专家。他们基于多年的实践和科研经验，精心策划、选取了广大群众最应该知道的、最想知道的、容易误解的健康知识和最应掌握的基本健康技能，编撰成册，兼顾和保证了图书的权威性、科学性、知识性和实用性。

　　系列科普读物的策划也见多处巧思。比如，在每册书的具体表现形式上进行了创新和突破，设置了"案例""小课堂""知识扩展""误区解读""小故事""健康知识小擂台"等模块，既便于读者查阅，也增加了读者的代入感和阅读的趣味性及互动性。除了图文，还辅以视频生动展示。每一章后附二维码，读者可以扫描获取自测题和答案解析，检验自己健康知识的掌握程度。此外，系列科普读物作为国家健康科普资源库的重要内容，还可以供各级各类健康科普竞赛活动使用。

每个人是自己健康的第一责任人。我们希望，本系列科普读物能够帮助更多的人承担起这份责任，成为广大群众遇到健康问题时最信赖的工具书，成为万千家庭的健康实用宝典，也希望携手社会各界共同引领健康新风尚。

更多该系列科普读物还在陆续出版中。我们衷心感谢大力支持编写工作的各位专家！期待越来越多的卫生健康工作者加入健康科普事业中来。

"健康中国·你我同行"！

专家指导委员会

2023 年 2 月

前言

"癌症不是绝症，可防可治"，作为一句宣传口号，正被越来越多的人知晓。但如果从科学的意义衡量，有多少人真正认识理解这句话的含义，并能自觉将其作为一种理念去秉持和奉行呢？

世界卫生组织把癌症归为慢性疾病的范畴，意指癌症和其他众所周知的慢性疾病（如高血压、糖尿病等）一样，可以通过有效的预防来避免或延迟发病，也可以通过精准的综合治疗，使患者获得长期的生存以及满意的生命质量。

需要让更多的人认识到，癌症发生是一个多种危险因素或致癌因素长期累积的慢性过程，是一个多阶段多步骤转化、由渐变到突变的结果。肿瘤的发生通常需要几年、十几年甚或几十年的演变时间，为预防、干预、控制提供了诸多的抓手和机会。因此，癌症并不可怕，癌症不但可治，而且可防！通过践行健康的生活方式、规避癌症高风险因素、保持健康的工作和生活环境、主动参加癌症筛查和体检等，可以有效实现防患于未然，或在疾病萌芽状态时进行有效干预。此外，不断涌现的小分子靶向药物、微创手术技术、数智化精密设备等，显著提高了恶性肿瘤的治疗有效率和患者生存率。

党的二十大报告强调，把保障人民健康放在优先发展的战略位置，要全面推进健康中国建设，完善人民健康促进政策。实践证明，普及健康知识，提高健康素养，是促进全民健康的一条经济有效的途径。具有较高科学素养，掌握正确健康知识，了解先进治疗路径，有助于人们客观对待疾病，降低心理应激，提高就医依从性和治疗效果。

国家癌症中心聚焦社会关注、群众担心的癌症问题，精心组织由各专业权威专家领衔的医生编写团队，结合自身临床实践和科研经验，以翔实生动的具体案例为素材，把科学先进的防癌治癌技术和理念，总结成群众应该知道、愿意知道、容易理解、容易践行的健康知识，撰写汇编成书，以飨读者。编写本书旨在增强全社会防癌抗癌意识，传播科学的防癌抗癌知识，有效降低我国癌症危害和疾病负担，以实际行动贯彻党的二十大精神，落实《健康中国行动——癌症防治行动实施方案（2023—2030年）》目标任务。

健康中国是全民健康的中国，人人健康靠的是专业机构勇担使命、突破创新，也靠每个人切实担当起健康第一责任人的职责。随着抗癌科普工作的高质量开展，"癌症不是绝症，可防可治"就不会只是一个响亮的口号，而会日益真正走入人们的内心，成为一个营造健康风尚、塑造社会行为的共识。

赫捷 张勇

2024 年 1 月

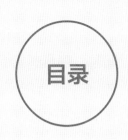

目录

认识癌症，我们需要知道的基础知识

常见的致癌风险

癌症早发现，癌症好防治

推荐使用的癌症筛查方法

治疗癌症，要规范化

学会看病，事半功倍

与癌共存，有可能吗

认识癌症，我们需要知道的基础知识

很多人觉得肿瘤离我们很遥远，人不会平白无故地得病，患者常常觉得罹患肿瘤很突然，不知所措；另一些人觉得环境中致癌物这么多，肿瘤早晚会"找上"自己，十分恐惧。从认识疾病的角度，目前重要的误区之一是：肿瘤似乎很难预先知道，治疗也就困难，更谈不上预防。那么，真实的情况是怎样？我们应当如何正确对待？

关于癌症遗传你必须知道的几件事

"我家里人得了癌症，是不是我也会得癌症，我的孩子也会得癌症，我该怎么办啊？"

"家里人得癌症，跟我没啥关系，我照样吸烟喝酒不体检，定期体检太麻烦了，等生病了再说吧！"

现在越来越多的人关注一个问题：癌症会遗传吗？这个问题也是很多癌症患者直系亲属最关心的问题，有人认为癌症是存在遗传因素的，这会让一些癌症患者的直系亲属增加一些担忧。也有一些人认为癌症不会遗传，同时也忽略了一些常规的体检检查。那么癌症到底会不会遗传呢？

小课堂

1. 什么是癌症

肿瘤是机体在内、外各种致瘤因素的长期协同作用下，局部组织细胞在基因水平失去对其生长的正常调控，导致细胞异常增殖形成的新生物。它可以发生在身体的任何部位，分为良性肿瘤、恶性肿瘤以及介于良性和恶性之间的交界性肿瘤。人们常说的癌症指的是恶性肿瘤。

2. 癌症的遗传或致病因素有哪些

癌症的病因纷繁复杂，不同癌症病因也不一样，但大致可以分为以下六大类。

（1）生物因素：最主要的是病毒感染。现代研究认为，某些病毒感染与癌症的关系十分密切，如乙型肝炎病毒（HBV）感染和肝癌；EB病毒感染与鼻咽癌；人乳头瘤病毒（HPV）感染与宫颈癌等。

（2）物理因素：如放射线、紫外线，以及过热及过冷的食物对消化道黏膜的损伤等。

（3）化学因素：也就是化学物质、化学毒物会导致某些恶性肿瘤，例如黄曲霉毒素导致肝癌，二甲苯、甲醛会导致肺癌、白血病等。

（4）环境因素：如大气污染、水污染、工作场所的粉尘污染，可能会诱发癌症。

（5）心理因素：长期心情不愉快、情绪压抑的人，容易罹患乳腺癌、肺癌等恶性肿瘤。

（6）遗传因素：有肿瘤家族史的人，对某些肿瘤的易感性增加，发生肿瘤的风险也明显较没有家族史的人群高。

知识扩展

哪些癌症会有遗传倾向

生活中，我们曾看到"一家几口同时患癌"的新闻。那么家族中有人得了癌症，自己也会得吗？

2016年，《美国医学会杂志》刊发了哈佛大学科学家与丹麦、芬兰研究员合作进行的一项研究结果。研究人员发现，如有同胞手足罹患癌症，其他兄弟姊妹得同样癌症的风险会升高33%。不同的癌症，遗传风险也不同。目前具有较高遗传概率的常见肿瘤有乳腺癌、胃癌、肠癌、肝癌、甲状腺癌等。事实上，癌症并不具有直接的遗传性，大多数的癌症都是不遗传的。但我们需要注意以下这些有家族遗传倾向的癌症。

（1）乳腺癌：某些基因的胚系突变如 *BRAC1/BRAC2*、*TP53* 等，会增加乳腺癌等的发生风险。流行病学调查发现，如果有两位近亲患乳腺癌，本人罹患乳腺癌的概率将增加7倍。

（2）胃癌：目前，临床所用的胃癌肿瘤标志物主要有癌胚抗原（CEA）、糖类抗原19-9（CA19-9）等。肿瘤专家介绍，10%的胃癌存在遗传的风险，因此，具有遗传倾向的人群需要留意肿瘤标志物升高的可能性，如果是胃癌的高风险人群，建议每年体检时加上胃镜检查。

（3）肠癌：很多肠癌患者的发病都是从肠道息肉开始的。但大家不知道的是，家族性腺瘤性息肉病是常染色体显性遗传。也就是说，某些与肠癌发病相关的基因会从直系亲属遗传给子女，具有这些特征的人群如林奇综合征患者，肠癌的发病风险也会剧增。林奇综合征是常染色体显性遗传性疾病，是具有错配修复基因（MMR）突变引起的一系列恶性肿瘤发生的综合征，有明显的家族聚集性，以大肠癌最多见。通常结直肠腺瘤发展至腺癌往往需要8～10年，而林奇综合征只需要2～3年。林奇综合征患者一生中患直肠癌的概率为52%～58%，患病年龄为44～61岁。诊断林奇综合征必须具备以下条件：连续两代人患结肠癌，必须是直系亲属；患病年龄一般小于50岁，排除家族性腺瘤性息肉病。

（4）肝癌：肝癌肿瘤标志物的检测项目有甲胎蛋白（AFP）、甲胎蛋白异质体3（AFPL3）、α-L-岩藻糖苷酶（AFU）等，具有肝癌家族史的人群患肝癌概率高于普通家族。乙型肝炎患者容易发展成为肝硬化、肝癌，正规的抗病毒治疗及定期体检有助于延缓或发现原发性肝癌。

（5）甲状腺癌：甲状腺癌没有明显的、特异性强的肿瘤标志物。如果家族中一级亲属中有3例或以上患者，那么甲状腺肿瘤遗传性的概率会超过90%。应及早进行体检筛查。

 误区解读

1. 家里人得了癌症，自己一定会得癌症

人类对于癌症有一种本能的恐惧，千方百计地想着怎么才能远离癌症。面对这种疾病，很多人都不知如何是好，发病时便显得手足无措。或者，当家里有人不幸罹患癌症时，在痛苦之余也难免忧心忡忡，担心有朝一日自己也被同样的癌症找上门。家里人得了癌症，并非自己就会得癌症，是否患癌与癌症的种类、是否具有遗传

的特征或者与基因相关。大部分散发性的癌症以及后天获得的癌症是不会遗传的，只有少部分明确有致病的基因且这些基因从父母那里遗传给了自己的子女的，才可能会增加患癌症的概率。

2. 家族具有高度危险的、遗传性的致癌基因，但自己还未发病，那就没事

并非有致癌基因的人都会得癌症，但会比正常人得癌症的概率高很多。家族具有高度危险的、遗传性的致癌基因，但自己还未发病，并不代表今后就一定不会得癌症，可能只是没有到时间。随着年龄越来越大，患癌的风险会累积。就算得知自己有致癌基因，也不需要太恐慌，大部分的癌症如果发现在早期，是可以根治的。那么，怎么才能在早期发现癌症呢？需要做两件事情：第一，有条件的人做基因检测，明确是否有遗传性的癌症基因以及这些基因的致病的能力；第二，定期体检，早发现、早治疗。早预防、早诊断、早治疗是降低癌症死亡率的必要方式，癌症不是不治之症。大多数的癌症患者由于发现较晚，因此造成谈癌色变。

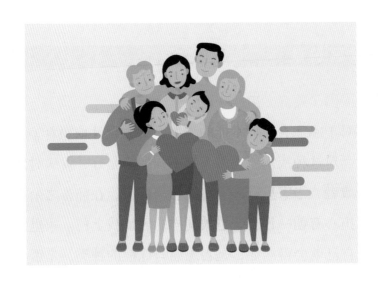

癌症是可能被治愈的

张先生，一位 52 岁的成功企业家，平时在生活中充满活力和激情，直到一天他被诊断出患有结肠癌。在得知诊断结果的那一刻，张先生的世界仿佛崩塌了。在多数人的眼中，癌症是一种致命的疾病，意味着生命的倒计时已经开始。张先生也不例外，他一度陷入了深深的绝望之中，认为自己的生命即将结束，情绪低落，甚至开始放弃日常的社交和工作。幸运的是，张先生的家人并没有放弃，他们积极寻找可靠的医疗信息。经过几个月的艰苦治疗，张先生的身体状况有了显著的改善。更重要的是，通过这段经历，他学会了如何面对疾病，保持积极乐观的心态。

 小课堂

癌症并非不治之症

随着医疗水平的进步，癌症并非不治之症。通过预防、早期筛查、手术及精准治疗等手段，不仅可以延长癌症患者的生存期，甚至还有治愈的希望。与终末期高血压、糖尿病、心脏病等相比，多数癌症的生存率要高得多。

首先，不同类型癌症患者的预后不尽相同。对于癌症患者来说，如果生存超过 5 年，就可以称为癌症的临床治愈。在男性中，预后最好的几种癌症分别为前列腺癌、甲状腺癌、黑色素瘤、睾丸癌；在女性中，分别为乳腺癌、霍奇金淋巴瘤、膀胱癌、子宫癌等。其中甲状腺癌属于预后最好的癌症之一，如果早期控制和干预，10～20年存活率能达到90%以上。某些淋巴瘤，如霍奇金淋巴瘤、弥漫大B细胞淋巴瘤等，也可以通过化学治疗（简称"化疗"）取得治愈的效果。

其次，早期癌症多数可治愈。消化道癌症防治的唯一出路为"三早"，即早期发现、早期诊断、早期治疗。我国在《国务院关于实施健康中国行动的意见》中提出"到2030年，我国总体癌症5年生存率达到46.6%"的目标。有效落实"早筛、早诊、早治"能够最有效降低癌症死亡率，同时也是最简单的癌症预防手段。

最后，中晚期癌症患者要做出适宜的治疗方案，精准治疗。治疗时，医生要在保护患者免疫功能的基础上进行治疗，尽量使免疫功能与肿瘤处于一种平衡状态，不能一味地追求治疗的彻底性。通过个体化的化疗、靶向治疗和免疫治疗可以实现带瘤生存，癌症患者可争取5～10年生存期。

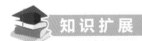 知识扩展

通过综合治疗治愈的癌症有哪些

一些常见的可能通过综合治疗治愈的癌症包括：早期乳腺癌、睾丸癌、早期宫颈癌、早期前列腺癌、早期非小细胞肺癌、某些类型的淋巴瘤（霍奇金淋巴瘤、弥漫大B细胞淋巴瘤等）、早期结直肠癌、甲状腺癌、某些儿童癌症（急性淋巴细胞白血病和神经母细胞瘤）。

误区解读

一旦诊断为癌症，就意味着生命即将结束

　　这种观点是错误的。许多类型的癌症如果在早期被发现，通过手术、放射治疗（简称"放疗"）、化疗或其他治疗手段是有很高的治愈概率的。早期诊断是提高治愈率和生存率的关键。即使处于癌症晚期，新的治疗方法，如靶向治疗和免疫疗法，也为许多患者提供了更有效的治疗选择，提高了生存率，使癌症成为一种可管理的慢性疾病。癌症的发展和对治疗的反应因人而异。有些人可能对治疗有良好的反应，能够长期存活甚至达到完全康复。即使在癌症终末期，现代医学的支持性疗法（如疼痛管理）也可以显著提高患者的生活质量。

答案：1. A；2. C；3. ×

健康知识小擂台

单选题：

1. 可以针对性评估有遗传风险的肿瘤发病概率的检查是
   （　　）
   A. 基因检测　　　　　　B. 尿常规
   C. 肝功能　　　　　　　D. 血常规

2. 癌症患者治疗后生存期多久，可称之为临床治愈
   （　　）
   A. 一年　　　　　　　　B. 三年
   C. 五年　　　　　　　　D. 十年

判断题：

3. 癌症只要发现得早，就能 100% 治愈。（　　）

认识癌症，我们需要
知道的基础知识
自测题
（答案见上页）

常见的致癌风险

　　癌症是人体细胞在外界因素长期作用下，基因损伤和改变长期积累的结果，是一个多因素、多阶段、复杂渐进的过程。对于大部分癌症，随着人年龄的增长发病风险增加，男性发病率高于女性，有些癌症具有遗传倾向。老龄化是癌症发生的主要危险因素，其他可防可控的癌症危险因素主要包含以下几个方面。

　　·行为因素：主动吸烟、二手烟暴露、饮酒、缺乏锻炼等。

　　·感染因素：幽门螺杆菌、HBV、丙型肝炎病毒（HCV）、HPV、EB病毒、人类免疫缺陷病毒（HIV）、人类嗜T淋巴细胞病毒1型、人类疱疹病毒8型（HHV-8）、华支睾吸虫（肝吸虫）等。

　　·饮食因素：水果、蔬菜、膳食纤维、全谷物摄入不足，红肉、深加工肉类和腌制类食品食用过多，摄入被黄曲霉毒素、砷等致癌物污染的食物和水等。

　　·代谢因素：超重/肥胖、糖尿病等代谢性疾病。

　　·环境因素：职业危险因素暴露、室内外空气污染物暴露、电离辐射及紫外线过度照射等。

远离烟草，降低患癌风险

　　很多吸烟的人挂在嘴边的话是："某某不吸烟不喝酒也得了癌症，而某某抽一辈子烟什么病都没有。"似乎这样就可以证明吸烟和肿瘤没有关系了，真的是这样吗？

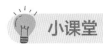 小课堂

1. 烟草与癌症的关联性

2021 年 5 月，国家卫生健康委发布《中国吸烟危害健康报告 2020》，指出烟草烟雾中含有至少 69 种致癌物，当人体暴露于这些致癌物中时，致癌物会引起体内关键基因发生永久性突变并逐渐积累，正常生长调控机制失调，导致恶性肿瘤发生。有充分证据说明，吸烟可导致肺癌、喉癌、膀胱癌、胃癌、宫颈癌、卵巢癌、胰腺癌、肝癌、食管癌、肾癌等，吸烟量越大，吸烟年限越长，疾病的发病风险越高。有证据提示，吸烟可以增加急性白血病、鼻咽癌、结直肠癌、乳腺癌的发病风险。戒烟可明显降低这些癌症的发病风险，并改善疾病预后。

2. 吸烟对人体的其他危害

抛开致癌性，吸烟还可以对机体造成其他危害。吸烟除直接对气管、支气管和肺致病外，还对心、脑、胃、血管、生殖器官的结构和功能构成严重危害。吸烟会增加患上慢性支气管炎、肺气肿、肺心病、冠心病、脉管炎、溃疡等疾病，以及死胎、早产等一系列问题的可能性。

3. 烟草有哪些有害物质

烟草之所以有如此大的危害是因为香烟经燃烧分解后，产生的烟雾中有上千种已知的化学物质，其中有 69 种致癌或促癌。主要的有害物质有尼古丁和烟焦油。尼古丁又称烟碱，是导致烟草成瘾的主要成分，可引起冠状动脉痉挛、血管内膜受损，诱发心绞痛和心肌梗死。烟焦油内含多种致癌物和促癌物，可黏附在气管、肺泡

的黏膜上，影响其功能，是引起肺癌和喉癌的主要原因。其他有害物质包括：一氧化碳、多种有毒化合物 [如苯并（α）芘、甲醛、氰化钾、丙烯、醛等]、放射性物质和多种有害金属（镉、汞、铅、砷、镍等）。

 知识扩展

1. 烟草增加患肺癌概率

吸烟是肺癌的主要危险因素。早在 20 世纪 50 年代，国际上就开展了关于吸烟与肺癌因果关系的研究，最著名的是英国针对 3.4 万名男性开展的长达 50 年的前瞻性队列研究，结果表明吸烟与肺癌发生有明显的关系，吸烟量越大、吸入肺部越深，患肺癌的风险越大。后续不同时期也有多项流行病学研究，均证实吸烟与肺癌有因果关系。我国在 20 世纪 80 年代开展了吸烟与肺癌的研究，得出的结论是吸烟会导致肺癌的发生及死亡风险增加。2016 年《科学》杂志上发表了一项研究表示，每天吸烟一包持续一年，就会导致原本正常的肺部细胞发生 150 个突变，这也解释了为什么吸烟者患肺癌的风险增高。

2. 控烟措施的有效实施有助于降低肺癌死亡率

《中国吸烟危害健康报告 2020》中提到，自世界卫生组织《烟草控制框架公约》生效以来，越来越多的国家采用有效的措施进行控烟，2007—2017 年全球 15 岁以上人群吸烟率降至 19.2%。我国吸烟人数超过 3 亿，2018 年中国 15 岁以上人群吸烟率为 26.6%，其中男性吸烟率为 50.5%。我国每年有 100 多万人因烟草失去生命，如果不采取有效行动，预计到 2030 年将增至每年 200 万人，到 2050 年增至每年 300 万人。

戒烟可以有效降低肺癌发病风险，且戒烟时间越长，风险降低得越多。以肺鳞癌为例，戒烟 1~4 年、5~9 年和超过 10 年，患肺癌的风险逐渐降低，分别是 84% 和 61%、41%。大型的队列研究表明，戒烟 5 年以上的，肺癌发病风险较持续吸烟者降低 39.1%，所以预防肺癌最好的方法就是禁止吸烟。对于已经吸烟的人，一定要强调越早戒烟风险越低。

3. 二手烟的危害

二手烟中含有大量有害物质与致癌物，不吸烟者暴露于二手烟，同样会增加吸烟相关疾病的发病风险。有证据提示，二手烟暴露可以导致儿童哮喘、肺癌、冠心病等，二手烟暴露并没有所谓的"安全水平"，短时间暴露于二手烟之中也会对人体的健康造成危害，排风扇、空调等通风装置的存在也无法完全避免非吸烟者吸入二手烟。室内完全禁止吸烟是避免二手烟危害的唯一有效方法。

误区解读

不能戒烟，戒烟后会导致疾病

这种观点是错误的，这是由于之前长期吸烟导致的疾病，恰巧在戒烟后被发现而已。事实上，吸烟者在戒烟后机体会出现有益的变化。5 年内，与一般吸烟者（每天一包）相比肺癌死亡率下降或接近于不吸烟者。口腔、呼吸道、食管等器官癌症发生率降到吸烟者发病率的一半。10 年内，癌前细胞被健康的细胞代替。戒烟 10 年以

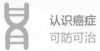

上肺癌发生率大致降到和不吸烟者相同。因此戒烟任何时候都不晚。吸烟成瘾的人，当下就开始行动吧，远离癌症，烟草不戒不行！

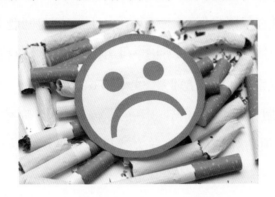

酒精与癌症的关系

2018 年，一项发表在《柳叶刀》杂志上的研究显示，一年内每天饮用一杯酒，罹患 23 种与酒精（乙醇）相关疾病的风险增加 0.5%。尽管每天一杯酒所带来的疾病风险最初可能很低，但是随着总饮酒量的增加，这种风险会迅速上升，包括与酒精相关的癌症、心脑血管疾病、意外伤害等。这项研究表明，尽管是最低水平的酒精摄入也会增加风险。

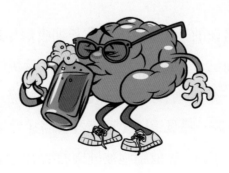

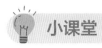 **小课堂** ● ● ● ● ● ● ● ● ● ● ● ● ● ● ● ● ● ●

1. 酒精是致癌物

世界卫生组织早已把酒精（乙醇）列为 1 类致癌物。美国临床肿瘤学会报告同样显示，酒精是一种致癌物，喝酒能诱发肝癌、食管癌等多种癌症的发生。同时该报告显示，每年全球 5.5% 的新增癌症患者及 5.8% 的癌症死亡均由喝酒导致。2018 年《自然》杂志发表的研究显示，酒精及其代谢产物乙醛均可直接作用于造血干细胞 DNA 结构，导致基因突变，从而增加癌症的发生概率。当然癌症的发生是涉及多基因、多步骤、环境、免疫等众多因素综合作用的结果，因此饮酒导致基因突变也并不意味着癌症一定会发生。

2. 喝酒为什么会致癌

酒精在体内代谢主要依靠乙醇脱氢酶及乙醛脱氢酶。酒精进入体内首先在乙醇脱氢酶的作用下代谢为乙醛，然后乙醛在乙醛脱氢酶的作用下代谢为乙酸，从而排出体外。目前研究显示，乙醛有两个重要的致癌机制，即乙醛能够直接导致基因突变和乙醛促使细胞凋亡。长期大量饮酒，导致酒精性肝炎、酒精性肝硬化，从而导致肝癌。

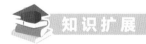 **知识扩展** ////

为什么亚洲人喝酒更容易患癌

与西方国家人相比，亚洲人乙醛脱氢酶缺乏者比例较高，约占 60%。这意味着这部分人不能分解乙醛，或者分解乙醛的能力或速度更低，从而饮酒后容易导致乙醛蓄积，因此出现潮红反应，即俗话所说的上脸、上头。有这种基因突变的人，体内不能合成足够的乙醛脱氢酶来代谢乙醛，乙醛就不能及时排出体外，过多的乙醛蓄积在体内就会导致人喝酒更容易上脸，患食管癌、肝癌、胰腺癌、胃癌等的风险大大增加。

 误区解读

1. 喝酒脸红的人，往往更能喝酒

这个观点是错误的，进入体内的酒精先代谢为乙醛，再代谢为乙酸和水。乙醛可导致面红、头晕、心率加快等病理生理反应。喝酒脸红是由于体内缺少乙醛脱氢酶，从而导致乙醛代谢障碍，出现脸红。因此喝酒脸红的人不宜饮酒。

2. 少量饮酒有益健康

人们对于酒多伤身的观点普遍认同，但是"小酒"真的"怡情"吗？目前全球主流观点是建议不宜饮酒，少量有益的"少"也因人而异，尚无确切说法。一项瑞士的研究报告显示，"少喝有益"仅适用于携带胆固醇酯转移蛋白的变异型 Taq1B 的人，但这种人只占总人口的 15%。世界卫生组织同样认为"少喝有益"没有科学依据。

3. 肿瘤患者能饮酒

在肿瘤治疗过程中依然存在饮酒的患者。有研究发现，酒精不但会降低放、化疗的疗效，而且会增加治疗的不良反应。在实际情况中，喝酒的患者比不喝酒的患者术后恢复更慢，术后并发症更多，住院时间更长，住院花费更高，死亡风险也更高。而且有报道显示，肿瘤治疗后还一直喝酒的患者，发现第二处（器官或部位）恶性肿瘤的风险更高。所以，不建议肿瘤患者继续喝酒。

4. 每天喝少量红酒有益健康

不管是红酒，还是白酒、啤酒、清酒、药酒，都含有酒精。世界卫生组织早已给出定论：饮酒越少越好。有研究证实即使少量饮酒，也会增加癌症的发病风险，对于女性来说，更不应该喝酒，就算每天只喝一小杯酒，女性患乳腺癌的风险也会明显增加。所以，喝酒这回事儿，不论男女，不管什么类型的酒，能不喝就不喝，尤其是乙醛脱氢酶缺乏者，最好不要饮酒。如果你以前喝酒比较多，及时戒酒，也能取得好的效果。有研究显示，戒酒 20 年以上的人，患口腔癌、咽喉癌和食管癌的风险和不喝酒的人基本一样。此外，如果不能避免喝酒，应尽量选择酒精浓度低的，且不要空腹喝酒，喝酒前应该吃点富含维生素和高蛋白的食物。

喝酒虽致癌，但喝酒与癌症的发生不是简单的必然关联，因为任何癌症的发生都是各种因素综合作用的结果，并不是单一因素独立作用的结果。在此，我们倡导的是要养成良好的生活习惯，尽量不喝酒，避免长期大量饮酒，减少酒精暴露，最大程度降低酒精可能导致的癌症发生风险。

改变不良饮食习惯

俗话说"民以食为天"，人们每一天的生活都离不开饮食，人体通过饮食摄取生长发育所必需的能量物质，诸如葡萄糖、氨基酸及脂类物质等。广义上的饮食习惯是指人们对食品和饮品的偏好。每个人的饮食方式和口味偏好都不同，有高盐高脂型，有清淡低盐型；有人习惯狼吞虎咽，有人喜欢细嚼慢咽。这些不同的饮食习惯对人们的健康产生潜移默化的影响，尤其对肿瘤的发生、发展都有着重要的影响。

 小课堂

不良的饮食习惯有哪些

偏食挑食。偏食和挑食是指对某一类食物过分喜爱或完全不吃。偏食会容易导致营养物质摄入不均衡，进而导致疾病的发生。例如，偏食肉制品、不食果蔬会使微量元素、维生素和纤维素等营养物质摄入不足，可能会导致肿瘤的发生。偏食甜食、高脂饮食的人群，容易发生肥胖，进而促进与肥胖相关的恶性肿瘤发生，如乳腺癌、食管癌和结直肠癌。偏食高盐或腌制食物的人群则容易发生胃癌，过咸的食物会损伤胃黏膜，使致癌物质亚硝酸盐有机可乘，产生炎症反应，长时间作用可诱发癌前病变，进而演变为恶性肿瘤。偏爱麻辣烫、火锅，喜爱饮用热茶等高温食物的人，也会由于高温食物反复刺激黏膜，增加食管癌和口腔癌的发病风险。

暴饮暴食。暴饮暴食是一种极不健康的饮食习惯。通常是指短时间内狂吞猛咽，摄入超过人体正常消化能力的食物，在节假日聚会、社交应酬及亲朋好友相聚时常常发生。暴饮暴食可导致胰液分泌不畅或胰腺腺泡破裂，进而导致胰腺炎。反复发作的慢性胰腺炎是胰腺癌的危险因素。此外，快速进食会刺激胃黏膜发炎、减少胃酸分泌，诱发萎缩性胃炎。萎缩性胃炎是胃癌的癌前病变，不及时治疗可能会导致胃癌发生。因此，生活中需要避免短时间大量饮酒、大量吃肉、进食辛辣多油食物和摄入过多火烤烟熏类食物。

饮食不规律。 大部分人一日三餐，时间基本固定，但是司机、信息技术工作人员和医护人员等职业人群，由于工作的需要往往无法按时吃饭。这些人群经常出现两餐间隔时间过长、没时间吃午饭、吃饭匆匆忙忙等无法避免的情况。这些行为都会加重胃的负担，容易导致胃炎、胃溃疡等疾病。不规律的饮食习惯致使胃黏膜损伤，进而导致营养物质吸收不足，给癌症提供了乘虚而入的机会。除此之外，三餐分配要尽量合理，推荐早、午、晚餐进食量比例为4：4：3。许多人偏爱过于丰盛的晚饭，殊不知胰岛素含量在晚间达到高峰，可使血糖转化成脂肪凝结，日积月累会导致肥胖，进而诱发消化系统肿瘤。

食用过多"垃圾食品"。 现在年轻人喜爱的汉堡包、炸薯条、方便面、冰激凌、饼干等食品，很容易使人发胖。这些食品往往高糖、高盐和高脂肪，含有食物添加剂，临时充饥没问题，但是长期食用营养价值不高。已经有众多研究证实，经常吃油炸食品的人容易患肿瘤。此外也有研究证实，含糖的碳酸饮料、薯条等"垃圾食品"会损伤牙齿，诱发肥胖，加速大脑老化。

荤素搭配不合理。 由中国营养学会提出的中国居民平衡膳食宝塔是一种比较均衡的膳食模式。它提倡均衡摄取五类食物，避免营养不良和营养过剩。谷薯类和蔬菜、水果位于前两层，动物性食物位于第三层，奶类、豆类及坚果类位于第四层，油和盐位于第五层。然而在我们的生活中，人们往往过多地食用肉类诸如猪肉、牛肉及羊肉等，较少食用蔬菜和水果，违反了中国居民平衡膳食宝塔的层级要求，这无疑增加了胃肠道的负担，长此以往可能会导致结直肠癌的发生。同时，还会容易导致高血压、胆囊结石和便秘等疾病。

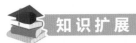

知识扩展

过量食用会增加癌症风险的食物有哪些

红肉。营养学中红肉泛指在烹饪前颜色是红色的肉，包括猪肉、牛肉、羊肉、兔肉等。哺乳动物的肉都是红肉，红肉中含有很高的饱和脂肪酸。在世界卫生组织公布的致癌物清单中，红肉属于2A类致癌物。正常人群过多食用红肉会增加胃肠道的负担，尤其会增加罹患胃癌的风险。建议日常生活中注意适量减少红肉的摄入，可搭配白肉（鱼肉、虾肉、其他海鲜等）补充营养需求。

腌制食品。众所周知，腌菜、腌肉中的亚硝酸盐含量容易超标，食用后会增加肝癌等消化系统恶性肿瘤的发生风险。腌制食品的含盐量也相对较高，研究证实，每日食盐摄入量增加5克，胃癌发生率可增加12%。全球范围内的关于胃癌与高盐饮食的研究结果证明，如果能够减少日均盐摄入量，可降低7%的胃癌发病率。

高糖饮食。有观点认为，除了饮酒、吸烟之外，甜食也是肿瘤发生的重要诱因，减少糖摄入可显著降低癌症发生率。也有众多研究证明，糖是诱发人类衰老的重要因素。含糖量较高的食物包括蛋糕、甜点、水果及饮料等。日常生活中应尽量减少食用碳酸饮料、蛋糕及含糖量过高的水果。

卫生状况不合格的食品。饮食的卫生状况也与健康息息相关，不卫生的食物也可能导致肿瘤的发生。烤肉等熏烤食物虽能满足胃口的一时之快，但是烧烤过程中会产生多环芳烃，这种致癌物质容易引起胃癌、食管癌、肠癌、肺癌和白血病等恶性肿瘤。

误区解读

只要饮食习惯不正确就会得癌

这个观点是错误的。大部分肿瘤的病因尚未被阐明，与遗传、环境、饮食、生活习惯、感染等多种因素相关。饮食只是作为其中的一个影响因素，不正确的饮食习惯可能会增加癌症的发生风险，但是并不是说只要饮食习惯不正确就一定会得癌。此外，任何致癌因素都是经过日积月累逐步起效的，及时纠正不良的饮食习惯，有益于自身健康和癌症防治。在众多膳食模式中，尤其推荐地中海膳食模式，这是一种以蔬菜、水果、鱼类、五谷杂粮、豆类和橄榄油为主的饮食风格。欧洲的临床研究证实，地中海膳食模式不仅能使胃肠黏膜免受致癌成分的刺激，还可以释放一些抑癌成分，在胃癌的发生、发展中有积极的保护作用。

肥胖增加患癌风险

彭女士，46岁，过了40岁以后身体就一直在"发福"，身高1.65米的她体重超过了70千克。彭女士一向身体不错，平素都很少感冒，可是近期感觉乳房好像有肿物。不得已去医院检查，说是发现了乳腺肿瘤；再进一步检查，说她患了乳腺癌，医生建议抓紧时间手术治疗。这对毫无思想准备的彭女士来说，简直是晴天霹雳！她哭了一场又一场，只好去医院做手术。主刀医生说，这和她的肥胖不无关系。

 小课堂 ●●●●●●●●●●●●●●●●●●●●●●

1. 肥胖与乳腺癌的关系

近年来，越来越多基于大量流行病学数据的研究显示，超重与肥胖会明显增高女性患乳腺癌的概率。相较绝经前女性，绝经后女性发生肥胖会显著影响罹患乳腺癌的风险。纳入超过 100 万人的研究结果表示，肥胖的女性绝经后患乳腺癌的风险增加近 30%，肥胖与雌激素受体阳性乳腺癌更是表现出了明显的相关性。

2012 年，美国国家乳腺与肠外科辅助治疗研究计划（NSABP）专门调查了 5 864 名绝经前女性，结果发现，较高的体重指数（BMI）与乳腺癌风险增加有关。另有一项研究表明，高 BMI 与高乳腺癌风险关系存在人种差异，在亚洲人群中，BMI 升高与绝经前乳腺癌风险增加呈强相关。

腹部、臀部、大腿部的肥胖相对与乳腺癌的发生关系比较大，尤其是腹部肥胖，有较大的潜在危害。腰围和臀围比值 > 0.77 的人，患癌风险比正常人高出 3 倍；腰围和臀围比值 > 0.8 的人，患癌风险比正常人高出 6 倍。

很多乳腺癌患者在治疗前不胖，治疗后却变胖了。乳腺癌患者治疗后的肥胖对死亡率有影响吗？约翰·霍普金斯大学的一项研究指出：确诊乳腺癌后的患者，体重每增加 5 千克，全因死亡率（在一定时期内，由于各种原因导致的死亡率）增加 12%，肿瘤特异性死亡率增加 13%。另一项纳入 2 437 名接受标准治疗乳腺癌患者的研究结果表示，乳腺癌患者体内的热量减少 9.2%，复发风险减少了 24%，长期随访发现预后最差的三阴性乳腺癌患者复发风险下降了 74%。

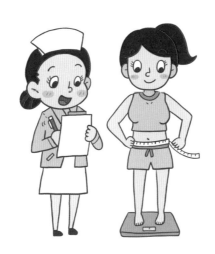

2. 为什么人胖更易引起乳腺癌

肥胖与心血管病、糖尿病、高血压等疾病的关联已经广为人知。下面以乳腺癌为例，解释肥胖是如何影响癌症的发生和发展。

脂肪会促进雌激素的生成。肥胖之所以会增加乳腺癌的发病率，是因为脂肪的堆积会影响内分泌系统，而内分泌与乳腺癌的发生关系密切。如果人体内脂肪细胞大量沉积，这些脂肪细胞就会生成一定数量的雌激素。此外，长期高脂肪饮食会改变肠道细菌的代谢，将胆汁中的类固醇转化为雌激素，而雌激素过高容易诱发乳腺癌。特别是对激素敏感的女性，更是大大提高了患癌的概率。因此，建议女性从青春期开始，就节制脂肪类和高热量食物的摄入，平衡膳食，加强体育锻炼，以减少过量脂肪的聚集。

脂肪能够刺激生成更多的肿瘤干细胞。肿瘤干细胞可以产生和维持大多数的实体瘤，引起异质肿瘤生长，并介导药物抗性，促进肿瘤复发和转移。脂肪的脂解作用产生的游离脂肪酸刺激乳腺癌细胞表面的信号通路，导致肿瘤干细胞的增加。此外，乳腺癌细胞和脂肪细胞之间相互作用也会增加肿瘤干细胞的数量。肿瘤干细胞会促进肿瘤细胞的生长，直接诱发肿瘤的复发和转移。

脂肪创造了一个利于肿瘤发生、发展的炎症环境。脂肪组织里有大量免疫细胞，人在体重增加的过程中，脂肪组织在缺氧的情况下会分泌更多的促炎性细胞因子，形成炎性环境，造成局部和全身的慢性炎症。在不少人眼中，有炎症不可怕，生癌才可怕。但如果身体长期被慢性炎症刺激，是会导致癌症的。炎性因子可以激活正常细胞的抗凋亡机制，延长细胞寿命。但长此以往，正常细胞就会逐渐失去控制，成为无限增殖的肿瘤细胞。

过多脂肪会增加胰岛素分泌。肥胖让机体对胰岛素的敏感度降低，也就是说同样剂量的胰岛素，对肥胖的人作用效果会变差。但身体要维持血糖稳定，就会生成更多胰岛素。而胰岛素的作用不仅是降血糖，它也会促进细胞增殖，抑制细胞凋亡，长时间也会导致细胞癌变。

肥胖会降低免疫功能。肥胖会影响人抗肿瘤的免疫功能。肥胖不仅影响脂肪组织内免疫细胞的分布，还会改变免疫细胞的功能活性。在肥胖人群中，自然杀伤细胞（又称 NK 细胞）数量和细胞毒性均降低。

肥胖会影响化疗效果。很多化疗药物的使用剂量都是医生根据患者体重来确定的，如果患者过于肥胖，意味着需要相对加大药物剂量。不仅如此，肿瘤患者体内微环境中的脂肪细胞可以直接摄取和代谢化疗药物，从而阻止活性药物杀死癌细胞。

 知识扩展

怎样判断一个人"太胖"

方法有多种，最常用的指标是 BMI。计算方法：BMI = 体重（千克）/ 身高（米）^{2}。正常成人的 BMI 是 18.5 ~ 23.9 千克 / 米 ^{2}，超过 24 千克 / 米 ^{2} 是超重，BMI 高于 28 千克 / 米 ^{2} 则达到了肥胖。

 误区解读

1. 人越瘦越健康

正常成人的 BMI 应该是 18.5 ~ 23.9 千克 / 米 ^{2}，BMI 低于 18.5 千克 / 米 ^{2} 就是体重过低，是一种营养不良的表现，会导致免疫功能低下，反而增加癌症发生风险。对于癌症患者来说体重过低也是预后不良的因素。

2. 患癌之后，改吃全素更好

不建议。肉吃得太多不好，但是也不建议完全不吃。肉类可以提供丰富的蛋白质，是人体必需的营养素。尽管有些人说大豆等植物也可以提供丰富的蛋白质，但是肉类的蛋白质含有人体必需氨基酸以及部分维生素、微量元素等，是不可替代的。因此，仍然建议居民按照中国居民平衡膳食宝塔的结构开展均衡的饮食。

压力大、熬夜、生活不规律
——癌症的诱因

　　刘女士今年38岁，担任一家上市公司的部门领导，平时工作很忙，业务压力很大，加上正是事业的上升期，所以经常加班熬夜，有时候半夜睡不着觉就爬起来工作，生活很不规律。去年单位体检的时候，乳腺超声检查就提示右侧乳房乳腺结节，建议进行活体组织检查（简称"活检"）。她没当回事儿，结果过了一个月洗澡的时候自己摸到右侧乳房里有一个红枣大小的肿块，到医院一查，超声检查报告上写着右乳结节倾向恶性，建议她马上找乳腺外科医生治疗。这到底是怎么回事儿，家里人也没有得乳腺癌的啊？难道是压力大、熬夜造成的吗？

 小课堂 ● ● ● ● ● ● ● ● ● ● ● ● ● ● ● ● ● ●

熬夜、生活不规律、压力大都会对身体造成不良影响，甚至可能促进癌症的发生与发展

　　流行病学研究发现，心理和社会行为可能与不同的癌症发病、进展和死亡有关。有证据表明，压力以及伴随的反应所产生的神经激素和递质的变化与癌症的发展有关。

　　压力对机体应对挑战能力的影响通常呈倒U形，当压力源的强度、持续时间或性质适中时，压力有助于人适应自然变化；但当压力超过个体应对能力时，就会变成有害压力，增加人的患病风险。同样，熬夜、生活不规律也会对身体造成不良影响，导致机体免疫力下降，从而增加患癌风险。

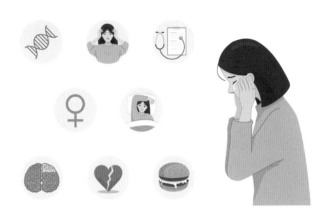

知识扩展

压力与癌症之间的关系

　　癌症的病因仍不完全清楚。长期以来，人们一直在讨论抑郁、压力和生活方式等事件与恶性肿瘤发展之间的关系。这些生活方式通过改变身体里 T 细胞、成纤维细胞、巨噬细胞等细胞的免疫活性对身体的微环境造成影响。关于压力与癌症发病有关的观察可以追溯到 16、17 世纪，尽管进行了多年的研究，但人们对社会心理因素在癌症发展中的作用的证据并不明确。压力在心理疾病和生理疾病方面的影响正被广泛研究。据推测，压力的影响是由激素或免疫介导的，动物实验和人体研究都有证据支持这一观点。在研究癌症心理和生理背景下，"压力"通常是指人们生活中发生的压力事件，如丧亲或失业。病例对照研究显示：在调整了年龄和其他潜在的混杂因素后，有重大生活事件、日常活动压力和抑郁的女性患乳腺癌的风险是没有这些压力女性的 3.7 倍；在工作中有压力的女性患乳腺癌的风险比没有压力的女性高 16%，说明生活中的重大事件与乳腺癌之间存在关联。同样，熬夜、生活不规律也会在激素水平和免疫层面对人体造成不良影响。

 误区解读

没有症状就说明身体没有问题

很多朋友都觉得，没啥不舒服的感觉，不影响吃饭，不影响睡觉，身体肯定没问题，其实这个想法是错误的。汽车出现了小问题，可能暂时不会影响到驾驶，身体出现了一点儿轻微的异常，身体往往也会通过代偿进行调整，不会出现明显不适。癌症是一类由细胞异常增殖引起的疾病，这些细胞在身体内不受正常调控，会快速增殖并扩散到周围组织和器官。在早期阶段，癌症可能不会导致明显的症状，但随着疾病的进展，影响到器官的功能，可能才会出现不适。比如，肺癌早期可能不会引起咳嗽、呼吸困难、胸痛等症状；消化道癌早期也不会有腹痛、便血等症状。只有病变发展到一定程度，才会造成局部或全身的异常，出现相应的症状。因此，早期癌症的症状就是没有症状，一旦出现症状往往就到了中晚期。如果出现持续一段时间的身体异常，建议及时就医，进行全面的体格检查和影像学检查，以便尽早确定癌症的类型和病变的程度，并尽早采取治疗措施。当然，我们更应该做的是定期体检，争取在癌症刚刚发生或者还没有发展成癌的时候就及时进行治疗。

细菌、病毒感染会导致癌症的发生

几乎每一位到肿瘤科就诊的患者在明确自己患有肿瘤之后，都会问医生，我为什么会得肿瘤？这个问题确实很难回答，因为根据目前的研究，很多肿瘤都没有明确的或者单一的原因。但是目前已知的研究发现，某些肿瘤的发生和某种细菌、病毒感染有关，如幽门螺杆菌、HBV、EB 病毒、HPV 等。

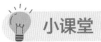 小课堂

什么是生物性致癌因素

生物性致癌因素主要包括病毒、细菌、寄生虫等生物的感染，各种致癌微生物及其代谢的产物对宿主靶组织长期、慢性的累积刺激可导致肿瘤的发生。据统计，全球新发肿瘤患者中大约有 13% 是由感染性疾病所致。

目前已经证明有三十余种病毒和肿瘤的发生相关，最常见的致癌性感染包括 HPV 导致宫颈癌，HBV 和 HCV 导致肝癌，HIV 导致卡波西肉瘤，EB 病毒导致鼻咽癌、淋巴瘤等。

有十余种霉菌可能引起癌症，霉菌产生的毒素有很强的消化道致癌或促癌作用，其中以黄曲霉毒素致癌能力最强，以白地霉毒素的促癌作用最强，另外幽门螺杆菌也是导致胃癌等疾病的重要因素。

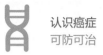

一些寄生虫如华支睾吸虫与原发性肝内胆管癌的发生有关，血吸虫病与大肠癌密切有关等。

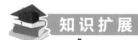

1. HPV 感染

目前已经十分明确高危型 HPV 感染可导致宫颈癌。HPV16 和 HPV18 是最常见的类型。另外，HPV 感染不但与宫颈癌息息相关，也与其他生殖道肿瘤、头颈部肿瘤、直肠肿瘤的发生有着密切的关系。

宫颈癌是可以通过简便方法早期诊断的肿瘤，其早期治愈率非常高。进行液基薄层细胞学检查（TCT）的同时检测 HPV DNA，漏检的概率很低。预防性 HPV 疫苗的面世，为宫颈癌的预防提供了新希望，HPV 易感人群接种宫颈癌疫苗，可以从根本上降低宫颈癌的发生概率。

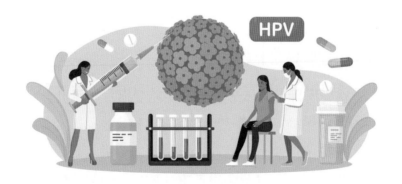

2. HBV/HCV 感染

全球每年新发的 70 余万例肝癌患者中，约 56% 是由 HBV 和

HCV 感染所致，其中 92% 来自中低收入国家，这两种病毒的慢性感染与肝癌的发生有着密切的关系。

从广义上来说，HBV 和 HCV 可认为是致癌病毒，因为这两种病毒最终导致的结局均是肝硬化和肝细胞肝癌。

3. 幽门螺杆菌感染

幽门螺杆菌感染是非贲门胃癌的重要致病因素，1994 年，世界卫生组织就将幽门螺杆菌列为胃癌的 1 类致癌因素。流行病学研究表明，80% 的非贲门胃癌是幽门螺杆菌感染所致；与非感染者相比，幽门螺杆菌感染者胃癌发病风险增加 2 倍。一般认为幽门螺杆菌感染导致慢性胃炎发生，进而在幽门螺杆菌感染及环境因素的长期共同作用下，发展为萎缩性胃炎、肠上皮化生、上皮内瘤变（CIN），最终发展为胃癌。幽门螺杆菌感染还可导致黏膜相关淋巴组织淋巴瘤，根除幽门螺杆菌可缓解这类淋巴瘤。

4. 人类免疫缺陷病毒（HIV）感染

HIV 感染者中，与病毒相关肿瘤的发病率显著升高，如卡波西肉瘤、非霍奇金淋巴瘤、霍奇金淋巴瘤、侵袭性宫颈癌以及浆细胞瘤等。卡波西肉瘤是 HIV 携带者和艾滋病患者最常见的恶性肿瘤。与普通人群相比，HIV 携带者和艾滋病患者的常见癌症发病率更高，主要是感染病毒后机体细胞免疫功能受损，从而机会性感染和恶性肿瘤的发生增加。

5. 寄生虫感染

自从 1898 年日本首先报道血吸虫病合并直肠癌以来，关于寄生虫病与肿瘤的关系已受到普遍重视。寄生虫长期寄居身体组织中，可以引起炎症反应与细胞增生，长时间慢性刺激可导致免疫功能降低、DNA 甲基化及 DNA 修复功能降低、染色体异常，最终诱发肿瘤。寄生虫导致的肿瘤主要包括：日本血吸虫病与大肠癌、肝细胞肝癌、胃癌；埃及血吸虫病与膀胱癌、宫颈癌；曼氏血吸虫病与脾滤泡性淋巴瘤；华支睾吸虫感染与胆管癌；阿米巴病与大肠癌；疟疾与伯基特（Burkitt）淋巴瘤。

6. 霉菌感染

霉菌在我们的生活中无处不在，易在温暖潮湿的环境中大量繁殖。如果不注意个人卫生，身体上、衣物上都会繁殖大量的霉菌。食物和粮食如果存放不当，也会发生霉变，产生大量的霉菌和毒素。流行病

慢性肝炎会
导致肝癌吗

学调查和实验研究已经证实，人类某些肿瘤与某些霉菌毒素或霉菌有关，具有致癌潜力的霉菌在组织中持续存在对人体有致癌或促癌作用。常见的有黄曲霉毒素、杂色曲霉素与肝癌；白地霉毒素、镰刀菌等与食管癌和胃癌；念珠菌与食管癌等。

答案：1. D；2. D；3. √

健康知识小擂台

单选题：

1. 与癌症发生相关的病毒是（ ）

   A. HPV

   B. HBV

   C. EB 病毒

   D. 以上都是

2. 不属于红肉的食物是（ ）

   A. 牛肉   B. 羊肉

   C. 猪肉   D. 鱼肉

判断题：

3. 熬夜、生活不规律、压力大可能促进癌症的发生发展。（ ）

常见的致癌风险
自测题
（答案见上页）

癌症早发现，
癌症好防治

　　控制癌症，以预防为主，要早期发现、早期诊断和早期治疗。癌症是一种慢性疾病，癌细胞发展和生长也不是短时间可以完成的，我们在平时生活中要注意观察身体的细微变化，发现与癌症有关的蛛丝马迹，及时检查，早期发现，这对癌症的治疗有着很大的帮助。

　　一般来说，癌症早期都会出现这样或那样的一些症状，但这些症状往往没有特异之处，容易被大家忽视。因此，关键还是要时刻保持警惕，发现身体的异常表现就要一查到底，及时排除隐患。

癌症早期症状早知道

　　李女士，38岁，是一名幼儿园教师。近期，李女士出现月经延长、出血增多，偶尔月经间期阴道出血等异常症状。有时腰和小腹伴有酸痛症状。此外，她回想起自己最近有过接触性出血等经历，便去医院就诊。李女士在医生的指导下，做了 HPV DNA 检测和 TCT。检查结果显示李女士感染了高危型 HPV16，同时 TCT 结果为宫颈上皮内瘤变2级。李女士看到检查结果非常紧张，而医生对她说幸亏发现早，及时进行治疗效果会非常好，不必过于担心。李女士在医院完成了宫颈锥切术，并遵照医嘱定期监测和复查。

 小课堂

与癌症相关的危险信号

　　当身体出现可能与癌症相关的危险信号时，应给予重视并及时到正规医疗机构诊治。但是，我们平时不能完全依靠症状来发现早期癌症，还是要通过定期体检来发现癌症的蛛丝马迹。癌症相关的异常情况主要有以下几种表现。

· 身体体表部位出现异常肿块。

· 体表黑痣或疣等在短期内色泽加深或迅速增大。

· 身体出现异常感觉，如哽噎感、疼痛等。

· 皮肤或黏膜出现经久不愈的溃疡。

· 持续性消化不良和食欲减退。

· 大便习惯及性状改变或带血。

· 持久性声音嘶哑、干咳、痰中带血。

· 听力异常、鼻出血、头痛。

· 阴道异常出血，特别是接触性出血。

· 无痛性血尿，排尿不畅。

· 不明原因的发热、乏力、进行性体重减轻。

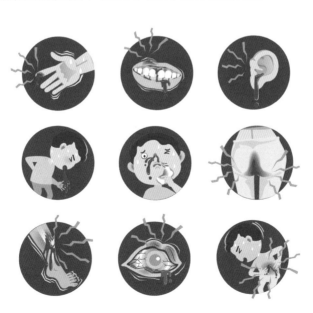

知识扩展

高危人群推荐筛查办法

并非人人都适合癌症筛查，为避免过度诊断和过度治疗，癌症筛查应在高危人群中开展。国际公认适宜筛查的癌症包括肺癌、结直肠癌、乳腺癌、宫颈癌等。而我国高发的食管癌、胃癌、肝癌，以及部分南方地区高发的鼻咽癌，均已列入我国开展的人群癌症早诊早治项目中。针对上述癌症高危人群，推荐使用的筛查方法见下表。

推荐使用的癌症筛查方法

癌症种类	检查方法
肺癌	低剂量螺旋 CT
食管癌 / 胃癌	上消化道内镜
结直肠癌	粪便隐血试验、结肠镜
乳腺癌	乳腺 X 线摄影联合乳腺超声
肝癌	乙型肝炎表面抗原（HBsAg）、甲胎蛋白检测，腹部超声检查
宫颈癌	液基细胞学检查（TCT）、高危型 HPV DNA 检测
鼻咽癌	血清 EB 病毒相关抗体检测、鼻咽纤维镜
前列腺癌	前列腺特异性抗原（PSA）检测、直肠指诊、超声检查
甲状腺癌	超声检查、甲状腺功能检查
白血病	血常规、血生化、骨髓穿刺等

误区解读

靠基因检测、正电子发射计算机体层扫描（PET/CT）来筛查癌症更靠谱

不一定。基因检测，更适合于高风险人群或针对特定疾病的检查，比如家族内某种癌症高发，一个人同时患有好几种癌症，或者比较罕见的癌症。一般健康人做基因检测往往得不到针对性的指导意见。至于PET/CT，更适合于判断癌症转移与否或者癌症分期。换句话说，PET/CT用于正常人体检，那就是"高射炮打蚊子"，浪费不说，还不一定准确！

吃饭噎着、喝水呛咳、声音嘶哑要小心

2个月前，李大爷突然出现说话声音嘶哑，喝水时偶尔还会呛咳，一直以为是咽喉炎，未到医院诊治。近1个月，李大爷吃东西时总是会噎着，尤其是吃较硬的食物时哽噎症状更为明显。到医院就诊，胸外科医生建议其行上消化道内镜及CT增强扫描，最终确诊为食管癌伴纵隔淋巴结转移。医生告诉李大爷，他的声音嘶哑与喝水呛咳症状，都是由于食管癌纵隔淋巴结转移压迫喉返神经所致；而吞咽困难，也就是进食哽噎，是食管肿瘤导致的食管梗阻。

小课堂 • • • • • • • • • • • • • • • • • •

1. 什么是食管

食物在口腔中咀嚼完成后，通过的第一个管道就是食管。食管实际上就是连接口腔和胃的一个中空器官，它可以产生由上而下的蠕动波，从而在短短数秒内将食团送进胃内。这个过程一旦出现异常，就会出现进食哽噎甚至吞咽困难等表现，可以用噎着、食不下咽等来形容这种感觉。

食管有上下两处括约肌，还有大致位于上、中、下部的三处生理性狭窄。正常情况下，胃内的食糜或其他内容物不会向食管反流，这主要归功于食管下括约肌——它是食管下段的控制阀门，能阻止胃内容物反流进入食管。如果食管下括约肌出现异常，就会导致各种不适，如反酸、烧心、吞咽困难，甚至各种疾病，如反流性食管炎、贲门失弛缓症。食管的上下两处括约肌保证了食管正常的运动和功能，但是其位于上、中、下部的三处生理性狭窄常常成为异物滞留和肿瘤的好发部位。

2. 食管癌的常见症状

食管癌患者在早期一般无症状，因此除了胃镜检查一般不易发现。进展期食管癌的主要症状是吞咽困难，也就是我们常说的吃饭容易噎着。典型的症状为进行性吞咽困难：即随着病情的进展，消化道梗阻逐渐加重，吞咽困难越来越明显。部分患者因为肿瘤或淋巴结外侵可出现胸痛、声音嘶哑、饮水呛咳、刺激性咳嗽等症状。绝大部分进展期食管癌患者合并体重下降等营养不良表现。

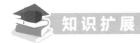

知识扩展

1. 为什么吃饭噎着要小心食管癌

食管癌最常见的症状，就是吞咽困难，也就是吃饭容易噎着，这是因为肿瘤阻塞了食管，引起了消化道梗阻。患者初期可能在吃大块食物或者较硬的食物时，容易出现吞咽不畅，随着肿瘤进展导致食管狭窄程度加重，患者可能逐渐在进食半流质或流质时也出现吞咽不畅，如未经治疗最后可能出现滴水不进的情况。因此患者经常出现吃饭噎着时，一定要及时行胃镜检查以确诊。

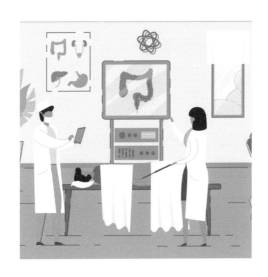

2. 为什么食管癌会引起喝水呛咳，声音嘶哑

喉返神经是支配喉部肌肉运动的主要运动神经，包括左右喉返神经，是左右迷走神经的分支，它的主要功能就是支配喉部肌肉的运动，包括声带的运动。如果出现喉返神经损伤，也就是喉返神经麻痹，可以引起声带运动障碍，导致声音嘶哑，饮水呛咳。双侧的喉返神经在经胸交界处走行于双侧气管食管沟，这个部位是食管癌

淋巴结最容易转移的部位，约有三分之一的食管癌患者会发生喉返神经旁淋巴结转移。如果转移的淋巴结压迫或者累及喉返神经，就会引起喝水呛咳，声音嘶哑。部分食管癌患者在食管原发肿瘤很小的时候，就出现了喉返神经旁淋巴结转移甚至压迫喉返神经引起声带麻痹，因此这部分患者的首发症状并不是常见的吞咽困难，而是喝水呛咳、声音嘶哑。当然还有多种疾病都会引起喉返神经受损的症状，比如甲状腺癌、肺癌等恶性肿瘤引起喉返神经旁淋巴结转移、喉癌、下咽癌等。因此患者出现喝水呛咳、声音嘶哑的症状，建议要及时就诊，行鼻咽喉镜检查，必要时行颈部胸部 CT 增强扫描，以确定是否存在喉返神经旁淋巴结转移和声带麻痹。如果排除了常见的头颈部肿瘤引起的喉返神经麻痹，还要进行上消化道内镜检查，以排除食管癌。

3. 确诊食管癌后应该怎么治疗

手术、放疗和系统性药物治疗（包括化疗、免疫治疗及靶向治疗等）是目前食管癌的主要治疗手段，不同分期的食管癌还可能需要内镜治疗、营养支持治疗及中医中药治疗等。因为大部分食管癌患者在确诊时都是中晚期，往往需要综合运用多种治疗手段，比如放疗 / 化疗加手术或者手术加化疗等方案，因此对于食管癌的治疗我们强调基于多学科团队的规范化治疗，以期达到最佳的治疗效果。

误区解读

1. 吞咽困难就一定是食管癌

吞咽困难，也就是吃饭容易噎着，是食管癌最常见的症状。但是很多其他疾病也会引起吞咽困难，比如食管平滑肌瘤、纵隔肿瘤等良性肿瘤压迫食管，或者贲门失弛缓症等食管功能性疾病。因此吞咽困难不一定就是食管癌，出现吞咽困难时建议行胃镜等相关检查确诊。

2. 很多食管癌患者要先做放、化疗，是因为太晚期了

目前的临床研究证据表明，对于肿瘤偏大或者伴有淋巴结转移患者，经术前化疗或者放、化疗然后再行手术，效果较直接手术更好。这并不意味着患者的病程到了很晚期的阶段。

肺部小结节，不可轻视也不必过度紧张

小茹是一名高校老师，工作认真负责，平时善于钻研，教学、科研能力都非常突出，常常受到学校表扬；老公是某国企的一名业务骨干，深受上级领导的器重，夫妻俩一直是身边朋友、同事们眼中的"人生赢家"。他俩结婚后一直忙于各自的工作，没有要孩子，最近商量着准备怀孕。但就在前段时间，单位组织员工体检，小茹的体检报告显示左肺下叶小结节，体检医生告诉她这个肺结节很可能需要做手术切除，建议暂时不要怀孕了。这突如其来的消息可把她和老公吓坏了。平时自己也挺爱运动的，身体没有任何不舒服症状，而且前两年体检也没发现任何异常，怎么肺上突然就长结节了呢？现在这种情况还适合怀孕吗？这个肺部结节到底要不要切除呢？

小课堂 · · · · · · · · · · · ·

1. 什么是肺结节

从医学的角度，肺结节指的是影像学表现为直径≤ 3 厘米的局灶性、类圆形、密度增高的实性或亚实性肺部阴影，可为孤立性或多发性，不伴肺不张、肺门淋巴结肿大和胸腔积液。

肺结节需要和另一个概念区分，那就是肺结节病，结节病是一种原因不明的、以非干酪样坏死性上皮样细胞肉芽肿为病理特征的系统性肉芽肿性疾病。该病几乎可以累及全身各个器官，但以肺及胸内淋巴结最易受累。所以，肺结节和肺结节病是在病因、临床表现和治疗上完全不同的两种疾病。

2. 为什么越来越多的人发现有肺结节

原因是比较复杂的，但有一个非常直接的原因就是体检的普及。随着我们国家医疗卫生事业的发展以及大家对自我健康的重视程度逐渐提高，越来越多的人开始体检。那么，随之而来的是，越来越多的人发现了肺部结节。是不是因为体检，导致了更多的肺结节呢？不是的！小结节只有胸部 CT 能发现，普通的 X 线片是看不到的。但是过去 CT 不普及，往往是患者在病期很晚出现症状后才被发现，或者长得比较大了才偶然被 X 线片检查发现。因此，是 CT 的普及发现了这些原先发现不了的小的肺结节。

3. 发现肺结节应该怎么办

很多人一发现自己肺部有小结节，马上就想到赶紧进行手术切除，以免后患无穷。我们对于肺部小结节态度是：要重视，但是不能认为一旦发现了肺部小结节就要马上进行治疗，还得具体情况具体分析。

随访观察。如果是非常小的肺结节，通常是不需要进行任何处理的。研究发现，95% 的肺部结节都是良性病变，只有 5% 左右的肺结节会发展为肺癌。因此，因为体检发现肺结节就寝食难安是完全不必要的。对于首次发现的小于 1 厘米的肺结节，我们都会让患者先进行观察。

有一种肺部结节是我们临床中需要特别关注的一种结节，那就是肺磨玻璃结节。磨玻璃就是那种半透明的玻璃，它的特点就是能隐隐看到玻璃另一侧的东西。用磨玻璃来形容结节就是这个结节是能透过它隐隐看到正常的肺结构，这是磨玻璃结节密度比较低的缘故。

如果这种磨玻璃结节在连续 CT 观察中几个月内，或者 1～2 年内都变化不大，我们就高度怀疑这个肺结节是早期的肺癌。但不用太紧张，之所以观察很长时间结节变化都不大，是因为肺癌在这个阶段的发展是非常缓慢的。等发展到能转移、威胁人生命的阶段往往要十几年、二十年甚至更长时间。

所以在这个阶段有充分的时间观察，而不用急于治疗。如果发现肺磨玻璃结节在随后的 CT 观察中短期内出现了明显的变化，比如增长得特别快，或明显缩小甚至消失，或位置、形态发生改变，那这个结节就肯定是良性的，有可能是炎症或肺内的出血。因为影像表现为磨玻璃结节的肺癌发展通常是很缓慢的，不会有这些改变。因此，第一次发现肺磨玻璃结节后一定不要着急干预。经观察如果短时间内磨玻璃结节出现明显变化，反而不首先考虑是恶性的，也许就能免去手术。即便真是恶性的，也不要担心观察会耽误病情，因为这个阶段发展缓慢，观察数月，甚至数年都是安全的。

手术治疗。观察是好事，却让很多患者难以真正放心。毕竟身体里面就像埋着一个"地雷"，时刻都有可能"爆炸"，都想着手术切除而后快。如果结节在观察的过程中确实逐渐变大了，通常考虑恶性的可能性比较大，这时可以通过手术切除。肺癌在早期通过手术的治愈率几乎可以达到100%。而且，像原位癌、微浸润癌、ⅠA期肺癌经过根治性切除后是不需要辅助治疗的，所以，即使肺部结节通过手术治疗确诊是肺癌也大可不必谈癌色变。

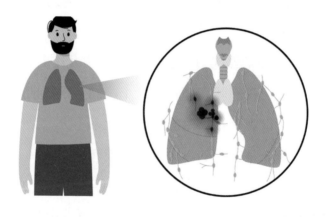

其他治疗。当然，有些时候可能需要手术切除，但患者本人的身体条件不允许；或者肺上的结节太多，没法完全切干净，这个时候我们就需要考虑其他的治疗手段了。

这些方法包括体部立体定向放疗（SBRT）、化疗、微创消融。SBRT指的是一种放疗技术，很多研究都证实，在治疗肺结节多发方面，可以达到与手术切除媲美的效果。另外，有很多患者问能不能服用中药？中药在调节身体免疫功能、促进肺癌患者术后恢复方面可能会有一些作用，但目前没有任何科学研究证据表明可以单靠口服中药治愈肺结节，任何宣称有祖传秘方治疗肺结节的机构和个人都极有可能是骗人的。

 知识扩展

1. 发现肺结节，在观察期间有哪些注意事项

　　首先，观察并不意味着忽视不管了，通常需要进行定期复查，具体多久复查一次要根据结节的大小、性质等情况来定。对于 1 厘米以下肺结节（多为良性），一般根据影像检查结果看结节周围是否光滑，是否有毛刺等，如果判断良性可能性大时，医生会建议以先观察为主；3 ~ 6 个月复查第一次 CT，并坚持遵医嘱随访，一般随访期为 3 年；以后在没有变化的前提下，每年检查一次。发现肺结节并不可怕，可怕的是病急乱投医，所以摆正心态很重要，做到不恐慌，不忽视，第一时间到正规的专科医院就诊。

2. 观察肺结节期间要不要吃药

　　很多人都会问到肺结节观察期间要不要吃药的问题。一般情况下，我们不建议患者服用调节免疫功能的药物或者中药。但如果是首次或新发现肺结节、怀疑炎性可能，我们会建议患者使用抗生素后 4 周再复查，但是需在医生指导下进行。

误区解读

检查肺结节，花费越多越精准

肺结节检查的方式，首选低剂量螺旋 CT。美国肺癌筛查试验显示，低剂量螺旋 CT 的使用，使具有高危因素的人群肺癌相关死亡率降低了 20%。

现在的低剂量螺旋 CT 已经将普通胸部 CT 的辐射剂量降低到原来的五分之一（甚至更低），所以大家也不用太担心 CT 辐射对身体的影响。近年来，很多人咨询复查是不是最好做 PET/CT。在一些大医院里，最贵的检查莫过于 PET/CT，检测一次要几千元，甚至上万元。可奇怪的是，似乎价格越贵，选择的人越多，越来越多的人开始用 PET/CT 进行恶性肿瘤筛查，甚至某些医疗机构以此吸引人做这种所谓的"高端健康体检"。其实，检查并不是越贵越好，最合适的才是最好的。确实，PET/CT 在判断肿瘤性质、肿瘤分期，评价监测肿瘤的治疗效果作用方面比较准确，因而对协助医生制订和调整治疗方案有很大意义。但我们不建议把 PET/CT 作为常规的体检项目，除非是恶性肿瘤的高危人群。而身体强壮的中青年，以及没有任何肿瘤迹象的人根本没必要做这种检查。更何况，PET/CT 检查也是有辐射风险的。因此，作为健康人群的肺癌筛查，低剂量的螺旋 CT 就是最好的选择。

正确认识甲状腺结节

甲状腺 B 超已经成为单位职工体检项目中的常规项目了，随之而来的是很多甲状腺结节的检出。大家都非常紧张，怕结节就是癌，甚至觉得甲状腺癌是不治之症。因此，我们对这方面的知识作--个简单的介绍。

 小课堂 ●

1. 什么是甲状腺结节

甲状腺结节指存在于甲状腺中的肿块，它可以随着吞咽动作与甲状腺一起上下活动，是临床上很常见的病症之一。甲状腺的炎症、自身免疫以及肿瘤等导致的甲状腺病变都可以表现为甲状腺结节，它可以是多发，也可以是单发。目前临床上，多发结节比单发结节的发病率要高。

2. 为什么那么多人都有甲状腺结节

我国三分之一的成人有甲状腺结节。国内的多项荟萃分析显示，我国居民甲状腺结节的平均患病率为 32.4%。也就是说大约三分之一的人，只要去做甲状腺超声检查，就会发现有甲状腺结节。

甲状腺结节的患病率有逐年上升趋势。首先需要说明的是患病率和发病率的概念是不同的。无论是从国外还是国内文献，甲状腺结节的患病率还是呈现逐年上升的趋势。也就是说，还是有某些原因导致了甲状腺结节比之前多了。发病率的上升可以用患病率升高和体检筛查的普及这两者来解释，可能是两者共同作用的结果。

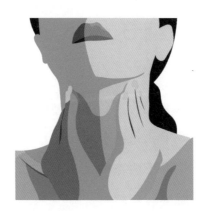

女性甲状腺结节患病率高于男性。甲状腺结节检出率存在性别差异，女性高于男性。男性患病率为 26%，女性患病率为 39%。女性甲状腺癌的发病率大约是男性的两倍，但是女性的甲状腺癌预后略好于男性，男性反而是分化型甲状腺癌容易复发的一个危险因素。

甲状腺结节检出率随着年龄增长而增多。甲状腺结节的检出率随年龄增长而升高，而且年龄越大的甲状腺癌患者，恶性程度越高。分化型甲状腺癌就以 55 岁为界来区分恶性程度。

3. 甲状腺结节有多大比例是甲状腺癌

大约有 5% 的甲状腺结节是恶性的。甲状腺良性结节转变为甲状腺癌的可能性很低。所以医生经常跟患者打比方说，如果这个甲状腺结节生来就是良性的，那它将来转变为恶性的可能性是非常低的，所以不用担心甲状腺良性结节会长着长着变成恶性的了。

4. 碘摄入和甲状腺结节究竟有什么关系

目前还没有确切的研究认为碘摄入和甲状腺结节的发病有直接的关系。因此适量的碘摄入才是最佳方案。也就是说，不能不吃加碘盐引起碘摄入不足，也不能吃太多海产品等含碘非常丰富的食物导致碘摄入过量。经常有很多甲状腺癌术后的患者问医生，手术后有没有忌口，加碘盐能不能吃，海鲜能不能吃。医生的回答很简单明了：加碘盐和海产品可以正常吃，只要不过量就行。

5. 儿童时期受到电离辐射是较明确的一个致癌因素

儿童和青少年时期受到的电离辐射最大来源是医源性辐射。所以，如果孩子感冒发热，医生让拍胸部 X 线或 CT 时，还是要提醒放射科医生做好孩子颈部的防辐射保护。

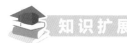

发现甲状腺结节怎么办

如果发现甲状腺结节，患者一方面需要重视，另一方面也无需恐慌。

2015 年美国甲状腺协会出台的指南认为，如果结节小于 1 厘米，并且明确了是良性，患者只需每年定期随访即可。如果结节小于 1 厘米，没有明确良恶性，只要不靠近被膜、喉返神经或器官，无周围组织侵犯，同时无淋巴结或远处转移证据、无甲状腺癌家族史和无青少年或童年时期颈部放射暴露史，患者采取密切定期随访的策略也是可以的；当然，也可以选择细针穿刺明确结节病理性质后，再和医生商量治疗策略。如果结节大于 1 厘米，超声检查无法明确良恶性或高度怀疑为恶性，还是建议选择细针穿刺对结节性质进行明确；对于明确了恶性肿瘤的，还是建议采取积极治疗。

另外，如果结节比较大，患者已经感觉有明显的压迫感，或者结节部分位于胸骨后，则应该采取手术切除的治疗方式，避免结节进一步增大导致气管压迫或胸骨后甲状腺结节恶变的可能。

✗ 误区解读

甲状腺结节一定会变成甲状腺癌

甲状腺结节的发病率是很高的，大家对肿瘤的普遍概念是"小洞不补，大洞吃苦"，所以想当然地认为甲状腺癌是由良性的甲状腺结节变化来的。其实在临床上，只有极少数的巨大甲状腺结节可能会有局部

有甲状腺结节？
不要怕

恶变的可能，其他绝大部分的甲状腺癌，一开始在很小的时候就是恶性的，这些都不是由原来的良性甲状腺结节变化进展而来的。所以一个小的甲状腺结节，一开始就是恶性的，也不会变成良性；一开始是良性的，也不可能变成恶性。当然，绝大部分甲状腺恶性结节变大的过程也是一个缓慢的过程，因此甲状腺癌被老百姓称为"懒癌"。随着大家对甲状腺癌认识的逐渐深入，对于危害性很小的甲状腺微小癌，目前越来越主张进行密切观察，可以暂时不进行手术治疗；这样既不会影响患者的治疗预后，也极大提高了患者的生活质量。

别被便血蒙蔽了双眼

"医生，我今早上厕所的时候出血了，是一滴一滴落下来的，大便上还有血，我在网上搜索了一下说可能是大肠癌，这下我可怎么办啊！"

"医生，我最近大便里经常带一点儿血，家里人非要我来看看病，其实我之前得过痔疮，我觉得根本没啥事。"

可能在很多人生活中都经历过便中带血，有人会诚惶诚恐、寝食难安，也有很多人觉得是小题大做。今天，我们就一起聊一聊便血。

 小课堂

1. 什么是便血

便血是指消化道的出血从肛门排出，导致粪便颜色呈鲜红、暗红或黑色。消化道少量出血不造成粪便颜色改变，须经隐血试验才能确定者，称为隐血。便血的原因常常是下消化道出血，特别是结肠与直肠病变的出血，但亦可见于上消化道出血（血液呈黑色）。便血的颜色取决于消化道出血的部位、出血量与血液在胃肠道停留的时间。分以下几种情况：鲜血便，急性出血，血液在很短时间就经肛门随粪便排出，或便后直接流出；脓血/黏液血便，排出的粪便中既有脓（黏）液，也有血液；黑便，又称为柏油便，大便呈黑色或棕黑色；隐血便，小量（微量）消化道出血不会引起粪便颜色

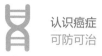
改变，仅是粪便隐血试验呈阳性。

2. 与便血有关常见的疾病

痔疮。痔疮是临床上最常见的肛门疾病之一。痔疮患者出血颜色为鲜红色，这是由于痔疮一般在肛门或者直肠靠外的位置，血液在消化道内停留时间极短，直接从肛门流出。当排便时出现有鲜血滴落，或粪便上有清晰附着的红色血迹时不要过度惊慌，结合自身是否伴有肛门疼痛、坠痛以及肛门瘙痒感，可以对自己病情有初步判断，再及时来到医院让医生进行诊断。很多人觉得痔疮是小病，或者出于隐私而选择不就医，很有可能会贻误病情。

肛裂。肛门疼痛是肛裂最常见的症状，往往在排便后加重，可伴有便血。肛裂的便血颜色也为鲜红色，量少；与痔疮便血不同，肛裂便血不会与粪便混合，一般是附着在粪便之上，呈分离状，而且擦拭肛门时卫生纸往往带有鲜血。患者因为大便时疼痛大多带有畏惧心理，从而导致粪便在体内停留时间过长，出现大便干结，甚至产生便秘；这又会进一步加重肛裂，形成恶性循环。

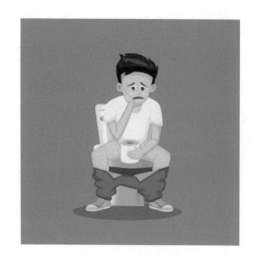

肠息肉。肠息肉属于良性疾病但有转化风险。无痛性便血是肠息肉患者的典型特点，就算出现便血情况，也不会有痛感。便血颜色和情况会根据肠息肉在肠道内位置的不同而改变，位于直肠或者乙状结肠的息肉发生出血时，多为间断性少量出血，表现为大便上附着有鲜血；一部分患者表现为急性消化道出血，粪便颜色呈暗红或鲜红色。

肠息肉患者大多无明显症状，往往在出现其他并发症或体检进行肠镜检查时才会发现，一些高危肠息肉经过 5 ~ 10 年的生长，存在癌变的可能。正因如此，建议普通人群一般从 50 岁开始，定期做肠镜检查、便常规或者粪便多靶点 DNA 检测等肠癌筛查项目，如果家族中有肠癌患者，建议提前开始接受肠癌筛查。

结直肠癌。患者早期可以无明显的症状，可能出现一些容易忽视的非特异性表现，比如排便习惯改变、便秘等。结肠癌患者在晚期也会出现便血的情况。

直肠癌便血多由癌组织与粪块摩擦引起，或者肿瘤破溃引起出血，颜色多为鲜红色。左半结肠癌容易引起梗阻，患者表现为腹痛、腹胀、无排气、无排便的症状。右半结肠癌患者主要症状是腹部包块、腹痛、贫血以及消瘦。结肠癌便血量少时，肉眼难以观察到，量大时一般呈黑色或者红褐色，还会伴随有脓液。

上消化道疾病。胃溃疡穿孔出血、胃底食管静脉破裂出血，会出现暗红色血块或柏油便。由于出血部位较高，血液在消化道中停留时间较长，血液凝结成暗红色血块或像柏油一样的黑便。

其他肠道疾病。还有很多肠道感染疾病，都可能引发肠道出血，例如溃疡性结肠炎、细菌性痢疾等。原因大多数由于肠道黏膜炎症导致出血。其中，溃疡性结肠炎患者会伴随有小腹胀痛、下腹坠痛等情况，而细菌性痢疾患者会伴有脓液。

3. 痔疮和肠息肉都会癌变吗

不论是内痔、外痔还是混合痔，是肛管的支持结构、静脉丛和动静脉吻合支发生病理性改变或移位、扩张形成的，均不会发生癌变。肠息肉需要依据其病理类型和体积大小等因素具体判定，通常建议尽早进行内镜下治疗。

 知识扩展

1. 出现便血我们应该做什么检查

大便隐血试验：可作为肠癌的早期筛查方法。直肠指诊：最方便的检查。内镜检查：内镜检查并做病理检测为确诊的金标准。影像学检查：钡剂灌肠、管腔内超声检查、CT、磁共振成像（MRI）、PET/CT 等。肿瘤标志物测定等其他方法：肿瘤标志物，如 CEA、CA19-9 等。

2. 结直肠癌怎么治

结肠癌：结肠癌根治性手术（右半、横、左半、乙状结肠切除术）、化疗、其他辅助治疗。

直肠癌：局部切除术、根治性手术、姑息性手术、放疗、化疗、其他治疗。

误区解读

肠息肉不治疗也没事儿

在肠镜体检中如果发现了肠息肉，建议切除并做活检，肠息肉虽然是良性疾病，但具有癌变的可能。

聊一聊体检查出来的囊肿、结节和息肉

随着人们健康意识的增强以及社会保障制度的完善，健康体检逐步普及，通过体检发现的问题也随之增加。

相信很多人都害怕看到体检结果，担心自己患病。如果只是普通的血压高一点儿、血常规有一点儿变化可能还不会很着急，但如果报告上写着几毫米的结节或囊肿，会立即和恶性疾病关联起来。

小课堂 ⬩⬩⬩⬩⬩⬩⬩⬩⬩⬩⬩⬩⬩⬩⬩⬩⬩⬩⬩⬩⬩⬩⬩⬩

1. 为什么结节、囊肿、息肉在体检中被发现

无论是结节、囊肿或息肉，往往体积较小，不影响组织和器官的正常功能，所以一般是没有症状的。但是如果较大的结节或者囊肿，会因为占位效应对周围脏器产生压迫症状，例如肝囊肿体积增大压迫肝组织时，会出现腹胀、腹部不适的情况；甲状腺结节体积较大可能出现颈部疼痛、咽喉部异物感等症状。

2. 常见的结节有哪些

甲状腺结节。甲状腺是人体内最大的内分泌腺体，位于人体颈部的正前方，在喉结下方，呈蝴蝶样。目前患甲状腺疾病（结节）的人数日益增长。甲状腺结节是甲状腺细胞局部异常增生引起的病变，通常女性患病率高于男性。很多人是在体检的过程中发现甲状腺结节，也有一部分人是自己触摸发现甲状腺内有硬块而就诊。

乳腺结节。乳腺结节是乳房内出现的肿物或肿块。其可能是乳腺增生、纤维腺瘤等良性疾病，也有可能是乳腺癌。乳腺病变可能伴随出现的症状有红肿、疼痛、乳头溢液等。

肺结节。肺结节特指肺内单发的圆形、类圆形结节样病变。肺结节好发于中老年人，早期常无明显症状，小部分患者可能会有胸闷、胸痛等非特异性症状。肺结节多数是通过肺部 CT 发现的。

3. 常见的囊肿有哪些

肝囊肿。肝囊肿是一种常见的良性疾病，多为先天性。一般没有症状，当肝囊肿体积增大压迫肝组织时，可能会出现恶心、呕吐、上腹痛症状，当肝功能严重受损导致肝功能失代偿时将出现黄疸、腹水等症状。

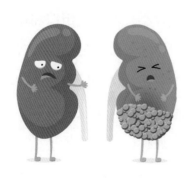

肾囊肿。肾囊肿是成年人常见的一种肾脏疾病，可单发也可多发，发病率会随着年龄增长而升高。单纯性肾囊肿患者一般没有症状，随着疾病进展，囊肿变大，压迫引起血管阻塞或者尿路梗阻时会出现相应症状。

卵巢囊肿。卵巢囊肿是卵巢内或其表面形成的囊状结构，大部分功能性卵巢囊肿患者不会有明显不适。随着囊肿体积增大，患者可感觉到下腹部不适，有坠胀感。

4. 常见的息肉有哪种

肠息肉是肠黏膜表面向肠腔内的一种隆起性病变。早期一般无明显症状，有少数患者会有排便习惯改变。通过肠镜检查可发现肠息肉。

 知识扩展

结节、囊肿、息肉是否都要切除

很多患者检查出有结节、囊肿或息肉后，都会面临是否要切除的选择。这里我们就简单讲一讲是否只要患有这些疾病，就都要切除。

结节和囊肿，并不一定都需要手术切除。需要根据具体的部位、大小，是否对机体器官功能产生影响综合判断。有一部分结节和囊肿可以选择观察、随诊，但需要结合专科医生的指导建议。

肠息肉，一般都会进行切除，然后送至病理检查。早期诊治对于预防息肉恶变至关重要。

 误区解读

结节、囊肿、息肉都会发展成恶性疾病

这个观点是错误的。绝大部分结节、囊肿和息肉都是良性疾病，但不排除其有发展成恶性的可能。病理活检是判断肿瘤良恶性的金标准，还可以通过观察其生长速度、活动性、与周围组织的位置关系等多方面判断疾病进展情况。所以一旦检查出来结节、囊肿或息肉，就一定要寻求医生的治疗建议。

痣分很多种，分清良恶防癌变

老百姓常说："嘴角长痣有口福、泪下生痣招桃花，胸有大痣乃志在天下，但手心、脚心长痣那可万万不好！"

其实，从医学专业的角度来看，作为一种皮肤病变，痣以良性居多，绝大多数的痣会长期跟人友好相处。但少数长在特定部位、形态特殊的痣，的确有演变成癌的可能，需要提高警惕。

究竟什么是痣？又要如何区别各种痣，分清良恶，采取不同的应对措施呢？

 小课堂

1. 痣是什么

痣的本质是一种皮肤正常成分细胞的良性增生。生活中老百姓常说的黑痣、痦子一般指的是最常见的色素痣。此外，还有很多其他种类的痣，比如表皮痣、结缔组织痣、皮脂腺痣、血管痣等。根据发生时间，痣也可以分为先天性痣和后天性痣。先天性痣即生而带来；后天性痣，多在 2 岁后出现。

2. 痣的分类

皮肤覆盖于人体表面，是最大的器官，成年人全身皮肤面积为1.5～2.0平方米，质量约占体重的16%。皮肤的组织结构由外往里可分为三层，即表皮、真皮和皮下组织。同时皮肤中还附带有毛囊、毛发、汗腺、皮脂腺及指（趾）甲等附属器官，另外还含有丰富的神经、血管、淋巴管及肌肉组织。表皮处于皮肤的最外层，它决定了皮肤的原始外观状态，如干燥或柔润、黝黑或白净等；真皮对于皮肤的弹性、光泽及紧实度等产生直接的影响；皮下组织又称为皮下脂肪层，位于真皮下方，具有保温防寒、缓冲外力的作用。

皮内痣：为成年人最常见的一类色素痣。可发生在任何部位，以头颈部最为常见。皮内痣的典型特征是可含有毛发。

交界痣：手掌、足底及生殖器部位的色素痣多为这一类。可出现在身体的任何部分，活跃的黑色素细胞主要位于基底细胞层，色素比皮内痣要深一些，通常较小，直径1～6毫米。

混合痣：是指皮内痣与交界痣同时存在。外观类似交界痣，但可能更高起，有时有毛发。

3. 如何判断痣的良恶

生活中，人们"谈痣色变"，最主要的是因为某些痣可能恶变为黑色素瘤。黑色素瘤是黑色素细胞来源的一种高度恶性的肿瘤，多发生于皮肤，也可见于黏膜和内脏，约占全部肿瘤的3%。皮肤黑色素瘤占皮肤恶性肿瘤的第三位（占6.8%～20%）。好发于成人，皮肤白皙的白种人发病率高，而深色皮肤的亚洲人和非洲人发病率较低，极少见于儿童。部分黑色素瘤有家族性多发现象。

相比较形态比较规则、边界比较清楚、发展比较缓慢或者没有发展的色素痣，黑色素瘤的区别在于：早期可能为局限的黑色病损，但会有较明确的进展过程，面积逐渐变大、有凸起、有结节，严重者会出现菜花样表现，同时伴有破溃、出血症状，会有局部的色素晕或者有色素脱失的表现。同时，因为黑色素瘤恶性程度高，会向周围皮肤扩散，出现卫星灶表现，也容易早期向淋巴结转移，使淋巴结受累。还可通过血液循环，向肺、脑等远处转移。

黑色素瘤可以是新发生的，但多是由先天性或获得性良性黑色素细胞痣演变，或由发育不良性痣恶变而成。那么，我们应该如何判断痣是否恶变呢？

从对称性判断。普通痣目测一般是两边对称。黑色素瘤则多是不对称、不规则的形状。

从边缘判断。普通痣的边缘光滑，与周围组织分界清晰。黑色素瘤的边缘多参差不齐，呈锯齿样，与周围组织分界不清。

从色泽判断。普通痣的颜色多为黄色、褐色、棕色或黑色。而黑色素瘤常颜色不均，可以同时有多种颜色。如果在短期内，痣突然变亮，颜色突然加深、变黑、变蓝或者变淡，需要及时就医。

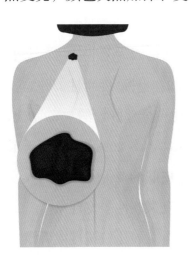

从大小判断。普通痣直径小于5毫米。对于直径大于6毫米的痣，要提高警惕。

从变化判断。普通痣常年不发生变化，一般没有任何感觉。如果在短期内，痣的颜色、大小、形状发生较大的改变，比如面积迅速增大、边界突然变得不规则；原来长毛发的黑色素痣，毛发突然脱落；皮肤出现出血、溃疡、瘙痒，破溃之后很难愈合，有溃疡 - 结痂 - 破溃反复发生的表现；或周围又长出许多新的小肿物（卫星痣），要及时到医院就诊。

需要特别注意的是，色素痣受到紫外线照射、反复摩擦和损伤后，恶变的风险大幅度提高，因此，对长在特殊部位的痣，比如颈部、头面、脚底、手掌、腋窝、腹股沟等，最好提前到专业的医院咨询医生的意见，防患于未然。

4. 确诊了黑色素瘤，哪种治疗方案更适合

首先，需要强调的是，并没有有效去除色素痣方法，复发很常见。但是对于长在掌跖、腰部、腋窝、腹股沟等容易摩擦部位的交界痣和混合痣，有恶变为黑色素瘤的可能，一般考虑手术切除。若已经出现恶变征象，比如体积突然增大，颜色变黑，表面出现脱屑、糜烂、渗出、结痂、出血、溃疡、炎性肿胀，自觉疼痛或瘙痒以及周围出现卫星病灶等，应立即切除。

相较其他类型的皮肤癌，黑色素瘤更容易转移到身体的其他部位，因此早期发现、早期诊断、早期治疗，有效防止转移，尤为重要。治疗方法包括手术治疗和辅助治疗两大类。黑色素瘤的辅助治疗指的是局部原发病灶手术切除后，给予的免疫治疗、靶向治疗、化疗、放疗和中医治疗等其他形式的治疗。辅助治疗的目的是阻止或者延缓术后可能残存的癌细胞的生长造成的复发和 / 或转移。具体的治疗方式取决于黑色素瘤复发和 / 或转移灶的位置和大小。

黑色素瘤可以在原来发生的部位复发，也可以在一个新的部位复发；转移的部位可以是邻近的淋巴结，也可以是远处的肺、脑等重要脏器。所以黑色素瘤患者在接受原发病灶手术治疗后的随访和

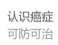
监测是非常关键的。定期复诊很重要，因为大部分复发和／或转移都是在治疗后定期看医生时被发现的。

以为是灰指甲的甲母痣

有黑线的指甲不就是灰指甲？不是的，指甲上产生黑线的原因很多，如甲下色素细胞活化、指甲受伤等，还有一种情况是甲母上长痣，叫甲母痣。

甲母痣是黑色素痣的一种，主要表现为黑素溢出至甲板并随甲板生长而向前推移至甲缘，表现为一条棕色至黑色条纹竖线，所以也叫甲黑线。甲母痣的发生原因很多，可以单独出现，可合并其他色素性疾病，指甲受伤也可以导致甲母痣的形成。

虽然大多数的甲母痣为良性病变，但如果出现黑线不断变深、变宽，甚至整个指甲和周边皮肤都是黑色的情况，就要谨防是黑色素瘤，必须及早去医院，接受专业治疗。

误区解读

黑痣越多，癌变可能越大

首先，痣的数量并不代表任何问题。每个人身上普遍都有5～20颗痣，随着年龄增长还会有增加的可能。所以即使有些人身上有好几十颗痣，也是正常情况。其次，不是所有的黑色素痣都会发生癌变，演变成为黑色素瘤。黑色素痣恶变为黑色素瘤的概率在

1∶100 万左右，是非常低的概率。

虽然恶变的可能小，但黑色素瘤是死亡率最高的皮肤恶性肿瘤，占所有皮肤癌死亡患者的 60%～70%。黑色素瘤早期就可以通过淋巴结转移，一旦发生转移，生存率极低。因此，早发现、早预防、早治疗是最好的办法。

您认为的腰痛可能是"大病"先兆

"腰痛不是病，疼起来也要人命。"张先生今年36岁，打个喷嚏引发了剧烈的腰痛，持续加重到不能直立，痛得白天吃不好夜里睡不着，一个月体重掉了 5 千克，到医院赶紧一拍片子，发现腰椎的椎体竟然都已经空了！检查的结果不是骨质疏松，而是晚期癌症骨转移！

 小课堂

1. 平时好端端，这腰咋就突然酸痛不适了

正常人的椎体可以起到脊柱支撑的作用。肿瘤骨转移会使骨骼密度下降，将原本致密的骨质侵蚀成镂空状，在医学上被称为溶骨性破坏。很多癌症患者的第一症状，会表现为骨转移后的剧烈疼痛，多集中在腰部附近。癌细胞转移到某个椎体，该椎体承重能力就会下降，任何一个微小的动作，比如打喷嚏、翻身、伸懒腰、咳嗽、搬物品等，都有可能引发骨折而导致剧烈的腰痛。

所以，对于身体释放出来的信号要引起足够的重视。腰痛可大

可小，如果你在平时生活中感觉自己腰痛，通过休息后还不能缓解，就有必要及早去医院咨询医生的建议。千万不要有病还硬扛着。

2. 如何知道自己的腰痛是不是癌症信号

通常在腰部正中能够摸到的硬硬的骨节，为棘突。

普通腰痛，一般是棘突两边的部位痛，而且疼痛的部位不确定。可能是左边痛，也可能是右边痛，而且疼痛多是酸酸胀胀的，不是那种有东西锤击腰部的感觉。重点是普通腰痛，只会是腰部附近痛，不会影响其他部位。症状有的时候轻，有的时候重，如果好好休息，疼痛症状就会缓解。

但是，肿瘤骨转移引发的腰痛，可能只是首先出现的症状，随后身体各个部位都可能出现疼痛。肿瘤骨转移引发的腰痛，疼痛部位一般是在中间位置，由于肿瘤会严重破坏骨的结构，导致椎体骨溶解，强度下降，出现骨头痛的症状，感觉腰部像是被什么东西用力锤击的那种痛。

恶性肿瘤病变引起的疼痛通常都发生在后半夜，夜间疼痛加重，要高度警惕恶性疾病，应及时到医院检查，明确诊断。

 知识扩展

肿瘤骨转移，要怎么办

临床上对于肿瘤骨转移，治疗的主要目的不在于治愈癌症本身，而是有效地减轻疼痛，改善或维持现有功能水平，尽可能地提高生活质量。常用的治疗方法包括：制动、口服或注射镇痛药、应用骨改良药物、手术治疗、化疗和放疗等。骨改良药物通过抑制骨吸收作用，减少骨丢失，提高骨密度，进而减少肿瘤骨转移引起的骨痛和骨相关事件（如病理性骨折、脊髓压迫、高钙血症、骨转移病灶进展等）的发生。作为辅助用药，骨改良药物可以明显提高放疗和化疗的疗效，延长患者的生存期。

但非手术治疗对骨转移已出现病理性骨折、疼痛明显的患者效果往往欠佳。此外，骨折后患者长期卧床也增加下肢深静脉血栓、坠积性肺炎等并发症发生的风险。在过去的几十年里，微创手术在脊柱转移性瘤的治疗领域取得了显著的进展。微创治疗具有镇痛效果，能够维持脊柱稳定性，并且具有手术创伤小、术后恢复快、术后并发症少等优点，使得脊柱转移患者的生活质量得到巨大提升。

误区解读

睡硬板床对腰好，越硬越好

这个观点是错误的。对于腰痛明显的人，睡硬板床最大的好处是可消除体重对椎间盘的压力，有利于解除腰部肌肉韧带的痉挛，促使炎性渗出的吸收，减轻神经根的压迫程度，使疼痛症状得以缓解。人的脊柱呈 S 形，过硬的床由于不能适应人体正常曲线需要，腰部得不到支撑，在很大程度上会给肌肉和脊椎带来负担，反而会加重腰酸背痛。因此，床垫的硬度一定要适中，要保证整个身体的贴合。

测试床垫是否适合自己，可以采用下面的方法：平躺在床垫上，手往颈部、腰部和臀下到大腿之间这三处明显弯曲的地方平伸，看有没有空隙；再向侧面翻身，用同样方法试试身体曲线凹陷部位和床垫之间有没有间隙。如果没有，就证明这个床垫与人体睡眠时颈、背、腰、臀和腿的自然曲线贴切吻合，这样的床垫对你来说是软硬适度的。

此外，选择良好的睡眠姿势，对保持脊柱健康也有着十分重要的作用。对大多数人来说，最推荐的睡姿就是仰卧平躺。在这个姿势下，肩、颈和背部的肌肉是最放松的状态，有利于入睡和安睡。对于肩、颈、背部已经出现疼痛或有疾病的特殊人群，则建议侧身卧位。侧身卧位状态下，人体脊柱在一定程度上能够更好地伸展，对于疼痛的缓解有帮助作用。

需要特别指出的是，趴着睡和蜷缩睡是不推荐的。人在趴着的时候，背部拱起，头偏向一侧保证呼吸；蜷缩的时候，膝盖抵到胸口附近，这两种状态下关节和肌肉将长时间处在扭曲紧张的状态，内脏也会受到不同程度的压迫，一觉醒来腰酸脖子痛，长期将对身体健康产生不利。

经久不愈的溃疡，要及时就医

溃疡是生活中常见的疾病，困扰着人们的健康生活。溃疡是指人体黏膜表面组织或皮肤的局限性缺损、溃烂。溃疡可发生在人体很多部位，常见的有口腔溃疡、消化性溃疡等。大部分的小溃疡，常常能够自己愈合；但对于反复发作，经久不愈的溃疡，要警惕更严重的病变，需要及时就医。

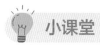小课堂

什么是溃疡

溃疡是一种病理表现的描述，不同发病区域的溃疡，可有不同的发病原因。

口腔溃疡。口腔溃疡是最常见的口腔黏膜疾病，俗称口疮。大部分人都得过口腔溃疡，犯病的时候吃饭、说话都痛，就像是将酒精滴在伤口一样疼痛难耐。绝大部分的口腔溃疡不需要特殊治疗，忍忍就过去了，一般数日后就能痊愈。口腔溃疡发生的原因有很多，其中较为常见的原因有精神心理压力过大、身体免疫力下降、内分泌紊乱、营养缺乏（缺铁、叶酸和维生素 B_{12} 等）、局部创伤、系统性疾病等。对于这种症状较轻的单个溃疡，绝大部分经过自身的调整，都能够自愈。饮食方面建议少食坚硬、辛辣刺激食物以减少局部刺激，以清淡饮食为主，注意保持口腔卫生。此外，调整生活状态，缓解压力，避免焦虑，保持积极乐观的心态；注意劳逸结合，保证充足的睡眠，适当增加运动，增强免疫力。治疗以局部对症治疗为主，选择能减轻疼痛、促进溃疡愈合的药物，如口腔炎喷剂、复方氯己定地塞米松膜等。

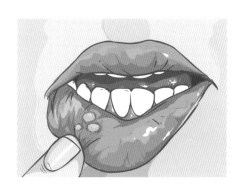

消化性溃疡。消化性溃疡是指胃肠道黏膜被胃酸或胃蛋白酶自身消化而引起的溃疡，是指在各种致病因子的作用下，黏膜发生的炎性反应与坏死、脱落、形成溃疡，病变可深达黏膜肌层或更深层。可发生于酸性胃液接触的任何部位，其中，绝大多数溃疡为胃溃疡和十二指肠溃疡。

消化性溃疡是一种常见消化系统疾病。一般人群消化性溃疡的终生患病率为 5% ~ 10%。消化性溃疡常表现为上腹部疼痛，可呈反复周期性发作。消化性溃疡常有节律性疼痛，疼痛与饮食具有密切的相关性和节律性。胃溃疡与十二指肠溃疡的疼痛规律与饮食的关系不尽相同。胃溃疡疼痛多于餐后半小时至 2 小时内出现，持续 1 ~ 2 小时，在下次进餐前，疼痛多消失，故又称为餐后痛。这是由于胃溃疡的疼痛多是由于进食后，食物直接刺激溃疡面而产生疼痛，不是胃酸引起的。十二指肠溃疡疼痛多于餐后 3 ~ 4 小时出现，持续至下次进餐，进食后疼痛可减轻或缓解，故称为空腹痛，有的也可在夜间出现疼痛，又叫夜间痛。这是因为十二指肠溃疡多是由于胃酸分泌过多引起。在空腹时胃酸过多，所以会出现疼痛，进食后食物中和了胃酸所以疼痛减轻或缓解。

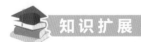 **知识扩展**

1. 哪些原因会引起经久不愈的口腔溃疡

有个别人的口腔溃疡总是反反复复，甚至还越来越严重，变成了经久不愈的溃疡。对于这种情况，要引起注意，及时就医，警惕更严重的疾病发生。

口腔癌。口腔癌是头颈部最常见的恶性肿瘤之一，好发于中老年男性患者。口腔溃疡长时间不愈或反复感染，超过 4 周内仍未见好转迹象，是口腔癌的典型症状之一。对于口腔癌的治疗，主要是采用以手术根治性切除为主的综合治疗。

白塞病。又称贝赫切特综合征，它是一种慢性系统性血管炎症性疾病。临床特征主要表现为复发性口腔溃疡、生殖器溃疡和眼炎，又称口 - 眼 - 生殖器三联征，可累及多个系统及脏器。约 98% 的患者可出现口腔溃疡，且常为首发症状，病情主要呈现发作、缓解交替变化。治疗上以控制症状，减缓进展，预防重要器官损伤为主。大部分患者预后较好。

消化系统疾病。一些消化系统疾病如胃炎、胃溃疡等，也有可能会引起口腔溃疡。这种情况须注意寻找原发病因，对症治疗消化系统疾病；此外还需要调整饮食方式，补充维生素，保证充足的睡眠，注意规律生活。

口腔溃疡还可能是一些全身系统性疾病的口腔表现。常伴发口腔溃疡的全身疾病包括结核、白血病、肿瘤、梅毒、艾滋病等。

2. 出现哪种类型口腔溃疡要及时就医

发生口腔溃疡后，除了疼痛以外，我们要注意观察溃疡的大小和形态，当溃疡面积较大、直径超过 1 厘米，或边界不清楚、凹凸不平时，需要及时就医。患口腔溃疡的同时我们还需观察有无其他不舒服的症状，比如张口受限、吞咽困难、牙齿疼痛或脖子摸到肿大的结节等，如有上述情况，就要及时就医，进行全面的评估，寻找病因，进行针对性治疗。大部分的口腔溃疡都会在 7 ~ 10 天愈合，如果发现自己的溃疡好多天都不能痊愈，或痊愈后总是反复发

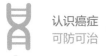
生时，需要及时就医。

3. 得了消化性溃疡怎么办

当出现周期性上腹部不适，且疼痛与进食具有相关性时，要高度警惕，可能得了消化性溃疡。应及时就医进行胃镜、幽门螺杆菌检测等各项检查，明确诊断。胃镜检查是消化性溃疡的主要诊断方法。通过胃镜可以清晰看到胃及十二指肠的内部，直接观察消化性溃疡的情况，同时可以与其他消化不良症状的疾病进行鉴别诊断；此外胃镜可以进行溃疡的活检，完成病理诊断，明确溃疡的良恶性，与胃癌进行鉴别诊断。

消化性溃疡的治疗目的主要在于去除病因，消除症状，促进愈合，预防复发和避免并发症。治疗主要包括几个方面：①去除病因，绝大部分消化性溃疡患者都伴有幽门螺杆菌的感染，应进行药物治疗，根除幽门螺杆菌，停止或减少非甾体抗炎药；②改善生活状态，应注意作息规律，调整饮食习惯，减少摄取辛辣等刺激性食物，清淡饮食，戒烟戒酒，劳逸结合等；③手术治疗，绝大部分消化性溃疡保守治疗都能够痊愈，不需要进行手术，但对于合并严重并发症或恶变的溃疡，建议手术治疗。

 误区解读

消化性溃疡都会癌变

消化性溃疡并不一定都会癌变。事实上，绝大部分消化性溃疡，经过正规保守治疗后都能够痊愈。在消化性溃疡中十二指肠溃疡，几乎不会恶变，而胃溃疡有可能会发展为胃癌。胃溃疡引起餐后痛的同时可能还会伴有腹胀、嗳气等腹部不适症状。这与胃癌的临床表现十分相似。因此在临床治疗中，须进行胃镜检查、活检、行病理检测，以鉴别胃溃疡和胃癌。但得了胃溃疡也不必太过惊慌，研究统计显示，胃溃疡发展为胃癌的概率不足 1%。绝大部分胃溃疡患者按照标准的治疗方案，通过生活习惯的调整和规律的治疗都可以治愈。

胃痛可能不是胃病

即将退休的李大爷前段时间总感觉肋骨下方心口处有些隐痛、不舒服，跟吃东西关系不大，一直以为是胃痛，抽血化验并做了胃镜、超声检查，除了胃镜提示有慢性胃炎也没有发现其他异常，于是开始吃治胃病的药物进行治疗。之后胃痛非但没有明显好转，反而越来越严重，以前只是偶尔发作，现在感觉疼痛持续存在，于是来到专科医院就诊，CT 检查发现是胰腺癌。

 小课堂

1. 胰腺是什么器官

胰腺是隐藏在人体左上腹部深处的一个消化器官，呈长条状，形似牛舌，前方有胃遮盖，左边是十二指肠的 C 形环包绕，右边是脾，后面是腹后壁，相当于第一、二腰椎水平。由于其解剖位置的隐蔽性，胰腺疾病往往容易被误认为是胃病或腰病而不能被及时诊治。胰腺既是人体第二大消化器官也是重要的内分泌器官，它可以分泌胰液排入肠道促进食物中脂肪和蛋白质的消化吸收，同时分泌胰岛素和胰高血糖素等多种激素，调控血糖水平。

2. 什么是胰腺癌

胰腺癌是指长在人体胰腺上的恶性肿瘤，最常见的类型是导管腺癌，大约占 80%，其他还包括神经内分泌癌、腺泡细胞癌、囊腺癌等少见类型。由于其发病隐秘，进展迅速，很难被早期诊断。大多数患者就诊时已属于晚期，错失了最佳的根治性手术时机，加之目前缺少疗效确切的药物治疗，导致胰腺癌患者预后极差，生存率低。

3. 哪些人容易得胰腺癌，应该怎么预防

胰腺癌发病率随着年龄增长而逐渐增加，50 岁以下人群比较少见，仅占 7%，男性患者略多于女性。目前胰腺癌的病因尚不十分清楚，大量研究表明，其发生与长期吸烟、油腻饮食、BMI 超标、过量饮酒、糖尿病、慢性胰腺炎以及家族遗传等因素有关。

4. 胰腺癌会不会遗传

大约 10% 胰腺癌患者具有遗传基础，已有研究表明，患有遗传性胰腺炎、波伊茨 - 耶格（Peutz-Jeghers）综合征、家族性黑色素瘤及其他遗传性肿瘤疾病的患者，其患胰腺癌风险将明显增加。因此，推荐具有上述遗传性家族综合征的患者进行遗传咨询和基因检测。国际胰腺癌筛查研究组亦将这类人群列为胰腺癌高危人群。

5. 怎么诊断胰腺癌

胰腺癌诊断主要依靠肿瘤标志物、影像学检查、病理学检查等。目前临床诊断胰腺癌的肿瘤标志物有 CA19-9、糖类抗原 242、

糖类抗原 72-4、CA50、CEA 等，但敏感性和特异性难以令人满意，上述标志物升高的患者未必患有胰腺癌，反之有些胰腺癌患者这些肿瘤指标未必升高。因此，尚需进一步影像学检查帮助诊断，这些检查包括腹部 CT 增强扫描或者 MRI、超声内镜等。需要指出的是不同影像学检查各有优缺点，有时候需要结合多个检查综合判断；但由于胰腺自身位置较深，前方有胃和肠管遮挡，使得腹部超声在胰腺癌诊断中的价值受限。PET/CT 在胰腺癌诊断中并非常规项目，而仅适用于少数患者辅助诊断或者分期。术前病理学检查亦非必选，对于可切除的胰腺癌患者可直接进行根治性手术获取最终病理诊断，而多数不可切除的患者则需要通过穿刺手段取得病理以明确诊断。

6. 胰腺癌手术治疗

手术切除是目前唯一有望治愈胰腺癌的手段，然而，能够有机会接受根治性手术的患者不足 20%，因此，术前的可切除性评估对于胰腺癌患者手术方案的制订至关重要。对于可切除的肿瘤，可依据肿瘤不同部位选择相应的手术方案，通常而言，位于胰头的肿瘤，需要采取胰十二指肠切除术，切除包括胰头、十二指肠、远端三分之一的胃、近端部分空肠、胆囊及胆总管等多个器官，手术创伤极大、术后并发症发生率高；而对于位于胰尾的胰腺癌，仅需进行胰尾联合脾切除，创伤和并发症相对于胰头癌均要小很多。除上述脏器切除之外，根治性切除还要求对周围淋巴结和脂肪组织进行切除，以降低胰腺癌局部复发率。对于肿瘤侵犯重要血管或发生远处器官转移而无法根治性切除的患者，可考虑行姑息性胃肠短路或胆肠吻合解除消化道或胆道的梗阻症状，同时在有条件的情况下可考虑联合术中放疗以提高肿瘤局部控制率。

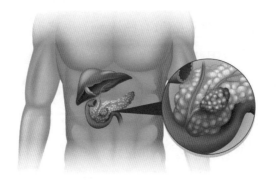

 知识扩展

哪些症状或者表现提示可能得了胰腺癌

　　胰腺癌患者早期缺少典型的临床表现，可能只有进食后出现上腹胀满或隐痛不适、腹泻、消化不良等，发展到一定程度可能会出现明显腹痛或腰痛，若肿瘤压迫胆道可表现为皮肤、巩膜黄染，小便颜色加深呈酱油色，大便颜色变浅或呈白陶土色等。研究表明，糖尿病患者的胰腺癌发病风险较普通人群明显升高，因此对于有上述症状，既往血糖正常而近期血糖明显异常，以及有胰腺癌家族史的中老年人群应该重视定期体检，以便及早发现胰腺病变。

 误区解读

小便发黄是上火

　　坊间流传一种说法，小便颜色深黄可能是近期感冒发热，俗称上火导致的，但仍然应该警惕胰腺肿瘤的发生。因为有些胰头肿瘤可能早期出现胆道下段压迫，表现为血胆红素水平升高，经肾排泄即可表现为小便颜色深黄，尤其是小便颜色持续性加重的时候，应当及早就医。

小心！持续性消化不良和
食欲减退可能是身体发出的预警

在门诊经常能碰到这样一类患者，他们并没有明确的疼痛、腹部肿块或者呕血、黑便等症状，而仅仅是表现为最近消化不良，没有食欲，而且还容易饭后出现腹胀不适，体重在短期内出现下降。我们还是应当给予足够的重视，因为有些消化道肿瘤正是如此表现。

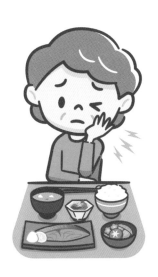

小课堂

1. 消化不良和食欲减退有哪些病因

消化不良和食欲减退是最常见的消化道症状，主要表现为食欲不佳，进食后会出现腹胀、腹泻、腹痛等不适症状。其实引起消化不良和食欲减退的原因非常多，包括了感染、胃动力障碍、胃肠道炎症、恶性肿瘤、食物中毒、环境因素、精神因素等各个方面，总体分为功能性和器质性，而器质性中恶性肿瘤是我们要高度重视和警惕的一类疾病。

2. 为什么肿瘤会出现消化不良和食欲减退

消化道肿瘤本身可以影响人体对食物的消化和吸收，直接可以引起诸如腹胀、腹泻、反酸、嗳气等消化不良的症状。而几乎所有恶性肿瘤患者在中晚期都会出现营养不良的情况，可表现为没有食欲、体重减轻、消化不良等。这主要是由于肿瘤一方面会掠夺机体的营养成分，导致身体缺乏营养，比如贫血、电解质紊乱或酸碱失衡，进而出现相关的临床表现；另一方面，肿瘤可分泌内源性细胞因子，作用于神经中枢，导致食欲减退。

3. 遇到消化不良和食欲减退，我们还应该完善哪些检查

对于出现消化不良和食欲减退症状，而且较长时间未能缓解的朋友，建议应该对消化道肿瘤进行进一步的排查，尤其是具有恶性肿瘤家族史、年龄在 40 岁以上的人群。一般来说，可以通过胃镜、肠镜来检查胃肠道中是否存在肿瘤，还可通过超声检查、CT增强扫描或 MRI 来观察肝、胆、胰、脾等脏器的情况，同时也可以抽血查消化道肿瘤标志物来进行肿瘤的筛查。对于高度怀疑有肿瘤情况，而以上检查均未发现异常的患者，也可考虑进行 PET/CT、胃镜等检查。

 知识扩展

认识那些早期没有明显症状的肿瘤

在大家脑海中肿瘤是一种非常凶险的疾病，一想到肿瘤，往往会联系到难以忍受的疼痛、出血或者坚硬的肿块；而实际上并不是所有肿瘤都会有明显的临床症状，很多肿瘤在生长过程中并不会引起任何不适；因而患者很难在早期对其做出足够的警惕，比如肝癌、胰腺癌、胆管癌等，而这些肿瘤也正是预后最差的几类肿瘤。我们在生活中往往难以通过症状发现这些肿瘤的存在，因此对于这些肿瘤，我们更应当做好体检筛查，做到"早筛、早诊、早治"，才能真正治好这些没有症状的恶性肿瘤。

 误区解读

消化不良和食欲减退出现在癌症晚期

消化不良和食欲减退是最常见的消化道表现，往往是由于胃肠蠕动不良或胃食管反流引起的。导致这种症状的原因众多，肿瘤仅仅是其中的一部分，大多数患者是因为功能性因素、胃肠炎症、心理和精神因素等引起的。所以并不是出现消化不良和食欲减退就代表着已经进入癌症晚期，这时候需要我们提高警惕，做好体检和筛查，排除恶性肿瘤这种最为恶劣的可能性。

老年人丢三落四不一定是阿尔茨海默病

华阿姨今年 65 岁，一向热情开朗、乐于助人。近半年，慢慢有些懒散，话越来越少了，见了老熟人也不怎么热情，而且还容易忘事。最近一个月记忆力下降尤为明显，总是丢三落四，像变了个人似的。有一次，她独自出门还找不到自己的家了。家人以为她是老糊涂了，或是得了阿尔茨海默病，不知道怎么办好。三天前出现头痛、呕吐，赶快到医院输液治疗。一天前突然昏迷，不省人事，检查发现巨大颅底脑膜瘤。经过精心准备后，医生采用显微手术顺利为她切除了肿瘤，华阿姨也慢慢恢复了正常。

 小课堂

什么是脑肿瘤和脑膜瘤

脑肿瘤或脑瘤是颅内肿瘤的统称，可发生于任何年龄段，其中以 20～50 岁人群最为多见。脑肿瘤分两大类，即来自大脑、小脑、脑干等脑组织内的颅内脑内肿瘤和来自脑膜、神经、垂体等组织的颅内脑外肿瘤。脑内肿瘤有原发于脑实质的胶质瘤、淋巴瘤和继发于身体其他部位肿瘤脑转移瘤，大多数属恶性肿瘤；脑外肿瘤有脑膜瘤、神经鞘瘤、垂体瘤、颅咽管瘤等，大多数属良性肿瘤。

脑膜瘤大部分来自蛛网膜细胞，属于脑外肿瘤，是最常见的良性脑肿瘤，也是唯一偏爱女性的肿瘤，女性和男性比例为 2∶1。

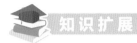

为什么会丢三落四

人的大脑半球包括左右两个半球，每个半球又分额叶、颞叶、顶叶、枕叶等脑叶。额叶主管智力、人格、语言（优势半球）及对称肢体运动功能，颞叶主管听力与精神情感，顶叶是躯体感觉中枢，枕叶是视觉中枢，小脑半球掌管肢体平衡和共济运动，边缘系统和记忆力密切相关。华阿姨的脑膜瘤巨大，累及双侧额叶和边缘，所以出现性格改变，智力、记忆力下降，丢三落四，类似阿尔茨海默病。当肿瘤增大到一定程度，引起颅内压增高便出现头痛、呕吐，严重时出现昏迷，威胁生命。

 误区解读

丢三落四是因为老化，不需要太在意

一些脑肿瘤症状容易被误认为是老年人生理机能减退的表现，如中老年人的记忆力下降、性功能下降等。还有一些脑肿瘤症状被误认为是其他常见疾病，如脑供血不足、阿尔茨海默病、近视眼或者老花眼等。因此，当身体出现异常症状建议先检查一下，排除器质性问题后再考虑正常生理现象，避免延误治疗；如果按照常见疾病治疗效果不佳时一定要进一步检查脑部，以免造成误诊误治。

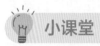

无痛性血尿，警惕膀胱癌

"医生，我尿血了！"的确，尿液颜色改变，尤其是尿里
有血，往往会给不明所以的患者带来焦虑和恐慌。多数血尿的
患者经过短暂的治疗即可恢复健康，然而少数血尿，特别是无
痛性血尿可能是复杂疾病如膀胱癌的危险信号。

小课堂 • • • • • • • • • • • • • • • •

1. 什么是血尿

血尿，通常指尿液中含有一定量的血 [主要是红细胞（RBC）]。
在定量尿沉渣手工镜检中，RBC ≥ 3/HP，也就是指每个显微镜高倍
镜视野中有 3 个以上的红细胞时，医生会做出血尿的诊断。

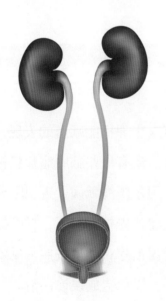

需要注意的是，尿液变红不一定就是血尿。健康人在服用某些药物或含红色素的食物后尿液可呈红色，如利福平、氨基比林、卟啉化合物、胡萝卜、红心火龙果、黑莓、甜菜等。此外，月经、痔疮或外阴出血等情况也可能造成尿液标本污染，导致尿液颜色异常。

2. 为什么会出现血尿

血尿的原因很多，根据病因大致可分三大类：泌尿外科疾病、肾内科疾病及其他疾病。可能引起血尿的常见泌尿外科疾病包括尿路感染、结石、外伤或泌尿系统肿瘤等；肾内科疾病如各类肾炎也可能引起血尿；此外一些血液系统疾病如紫癜、白血病、再生障碍性贫血等也可能导致血尿的发生。健康人在过量运动等情况下也可出现一过性的血尿。血尿的发生频率没有规律可循，可以偶然出现，也可以间歇性出现，甚至持续出现。

很多患者都是因为发现血尿到泌尿外科就诊的，泌尿外科医生会根据患者的具体情况，进行个性化的问诊、检验和检查，以免遗漏严重的疾病，特别是膀胱癌等恶性疾病。

3. 无痛性血尿可能是膀胱癌

多种泌尿系统疾病都可能出现血尿的症状，但不同的疾病往往还具有其他的伴随症状。除了血尿以外，肾、输尿管或膀胱结石患者常伴有明显的腰痛、尿痛；膀胱炎、尿道炎或前列腺炎的患者常伴随尿频、尿急、尿痛、排尿困难或发热等不适；肾癌、前列腺癌患者在早期绝大多数没有任何症状，至中晚期才有可能出现血尿、腰痛或腹部肿块。膀胱癌相比其他泌尿系统肿瘤进展较快，容易出现膀胱黏膜破溃、出血，新鲜的血液在膀胱内聚集，随着尿液排出。因此，膀胱癌患者在早期就可能出现无痛性血尿。同时，与以上其他泌尿系统疾病不同，膀胱肿瘤"城府很深"，患者大多不会出现尿痛、尿频、尿急等其他不适，多数患者表现为无痛性肉眼血尿。因此临床上遇到无痛性血尿的患者，泌尿外科医生会首先考虑患者是否患有膀胱癌。

知识扩展

膀胱癌是绝症吗

评价肿瘤的严重程度时，医生常用 5 年生存率这项指标，即经过正规治疗后，患者生存 5 年以上的比例。近年来，我国泌尿系统肿瘤 5 年生存率逐步升高，其中膀胱癌的 5 年生存率从 67.3% 上升至 72.9%，远高于绝大多数恶性肿瘤。

膀胱癌根据不同的分期，治疗效果也不尽相同。按照疾病进展，膀胱癌一般分为Ⅳ期，通常分期越早的膀胱癌 5 年生存率越高，比如Ⅰ期、Ⅱ期的膀胱癌患者，早期发现后经过积极治疗，5 年生存率一般在 80% 以上，如果是Ⅲ期、Ⅳ期的膀胱癌患者，治疗效果相对较差，一般 5 年生存率在 10% ~ 40%。总的来说，膀胱癌越早被发现，其治疗效果就越好。因此我们建议出现血尿的患者，特别是无痛性血尿的患者，要尽早到医院就诊，避免耽误病情。

误区解读

血尿程度和病情轻重有关

许多因为血尿就诊的患者都会问医生这个问题——尿的颜色这么红，是不是得了很严重的疾病？实际上，血尿的程度和病情轻重并不相关。首先，大部分血尿患者经过检查，最终可能都诊断为感染、结石等良性疾病。其次，血尿的程度只能说明尿液中红细胞的多少，而这与疾病的严重程度是没有关系的。结石、感染等疾病，如果不进行规范诊治，可能频繁出现颜色很深的血尿；而膀胱癌等恶性肿瘤，两次血尿之间的间隔也可能长达几个月。判断病情的严重程度需要依靠多种检查综合评估，因此对于出现血尿的患者来说，最重要的是及时到正规医院就诊，既不要轻视，也不要过分恐慌。

不明原因的发热、乏力、体重减轻，不要大意

"就一个发热、体重下降，医生让我化验好几管血，开了一堆检查，还说让我住院，我当场就拒绝了，我这3个月除了间断发个热，能吃能睡，也没啥大毛病。"

"唉，我一开始就是每天有点儿低烧，稍微有点疲劳，也没当回大事儿，就以为工作太累了，结果后来体重也有点儿下降，在社区医院查了查也没啥大问题，等终于有空了去大医院，一查才发现原来竟然是肿瘤。"

这是两位患者对发热、乏力、体重下降症状的认知，这些症状究竟重要吗？需要针对这些症状进行大量的检查吗？

 小课堂

什么是不明原因发热、体重减轻

多数情况下发热都是伴随感染等明确的病因，给予对症抗感染治疗后，控制炎症，体温会逐渐降至正常。什么是不明原因发热呢？针对不明原因发热，医学界有着明确的定义，需要满足以下两

条：①发热最高体温≥38.3℃，发热时间超过3周；②经过1周住院系统检查，发热持续且发热原因仍不明确者。而根据既往总结的数据，符合上述2条标准的患者，最终诊断大多数逃不脱感染、肿瘤、自身免疫性疾病这三大类。

体重下降，目前临床上的评价标准多是在6个月内，体重下降超过10%。当然，运动、饮食控制等因素导致的体重下降并不包含在内。因为疾病的原因、种类、每个人的情况不同，不能生硬地照搬诊断标准。对于长期发热、体重进行性下降以及乏力明显的患者，需要警惕其存在一些潜在恶性疾病的可能。

 知识扩展

什么情况下的不明原因发热、乏力、体重减轻需要就诊

大多数感染性疾病是自限性的，在经过治疗或是在充分的休养后可以自愈，因此当发热等症状持续数周以上，需要提高警惕。无论是常见的细菌性感染，还是流感等病毒感染都可造成发热、乏力与短时间的体重下降，因此判断是否需要就医的关键，其一在于是否属于不明原因出现上述症状，其二是上述症状是否持续性甚至进行性加重的。对于常见的细菌与病毒感染，一般医疗机构可以较好地给予判断；对于一些相对复杂的感染性疾病或自身免疫性疾病，绝大多数医院在经过系统性的检查之后也可以明确诊断。但当经过系统的检查之后仍未明确诊断的，需要提高警惕，建议前往三级甲等医院就诊，并进一步完善影像学等检查。

发热、乏力和体重减轻这三个症状既可同时出现，亦可分别

出现，例如消化系统的疾病患者早期即可出现因食欲减退导致的体重减轻，但早期较少导致发热；淋巴瘤等血液系统肿瘤患者在早期即可能出现发热、乏力与体重减轻；肺癌、乳腺癌等癌症患者，如无特殊情况，当出现发热、乏力、体重下降时，已经不是疾病早期。

误区解读

发热、乏力及体重减轻症状没有明确诊断之前，就可以给予治疗

发热等症状不仅仅是机体对于我们的一种警示，同样也是机体对各类异常的一种应答机制。虽然体温仅仅是升高了1℃左右，但是可以显著的增强我们免疫系统的活性，同时也可以抑制很多入侵的病原体的增殖。退热无法激活我们的免疫系统、无法清除病原体，部分解热药（如地塞米松等）甚至可能抑制免疫系统。对于肿瘤特别是淋巴血液系统肿瘤，使用诸如地塞米松等糖皮质激素类药物，虽然可以退热，但其会严重影响到肿瘤的活检及病理结果，从而影响后续的治疗。因此针对发热原因待查的患者，即使进入病房后，在完善全部检查前，仍有可能持续或反复出现发热症状，直到明确诊断后才能进行针对性的治疗。这一过程虽然令人焦急，且患者会颇为不适，但却是必须经历的一段过程，盲目治疗，反而可能带来不好的影响。

最后需要强调的一点是，对于绝大多数以低热、轻度体重下降以及乏力为主的患者而言，恶性肿瘤并非最常见的病因，精神压力、饮食不规律、作息紊乱等均有可能导致上述三个症状。因此，

完全不必要盲目陷入紧张与焦虑的情绪中，系统且细致的检查，才是最有效的应对措施。

答案：1. D；2. B；3. √

健康知识小擂台

单选题：

1. 应给予重视并及时到正规医疗机构诊治的身体信号是
（　　）

    A. 身体浅表部位出现异常肿物

    B. 体表黑痣和疣等在短期内色泽加深或迅速增大

    C. 大便习惯及性状改变或带血

    D. 以上都是

2. 甲状腺结节转变为甲状腺癌的比例大约是（　　）

    A. 1%   B. 5%   C. 10%   D. 20%

判断题：

3. 上消化道内镜检查是食管癌和胃癌筛查的最佳方法。
（　　）

癌症早发现，
癌症好防治
自测题

（答案见上页）

推荐使用的癌症筛查方法

筛查与早诊早治是癌症的二级预防方法。在健康的人群中，运用快速、简便的检验、检查或其他方法，将可能患病的人与健康人区分开来。在特定的高风险人群中，筛检癌前病变或早期癌症患者，对癌症进行早期发现、早期诊断和早期治疗，从而达到提高癌症患者生存率和生活质量的目的。

教你辨析筛查与体检

张女士，37岁，是一名诊所的药师。她每天忙于为他人解决病痛，生活虽然忙碌但从未感觉疲惫。她始终乐观地认为，帮助别人能让自己的生命更加充实。

一天，张女士在洗澡的时候，无意间发现右侧乳腺有如花生米大小的一个结节，却没有任何异样的感觉。出于职业的敏锐，她第二天来到了医院做了乳腺超声检查。检查结果显示，张女士可能患了乳腺癌。幸运的是，张女士的乳腺癌发现比较及时，通过手术可以获得很好的疗效。在家人的支持下，张女士鼓起勇气来到医院进行手术治疗。

 小课堂 ●

1. 筛查和体检是一回事儿吗

筛查和体检既有共同之处，又有所区别。筛查和体检虽然本质上都是通过相应的医学检查方法及手段来发现早期癌症和癌前病变，但是两者的组织模式和主体又有所不同。

癌症筛查是针对一些常规肿瘤而进行的检查项目，而普通体检重在筛查一些常规身体指标，观察身体是否有异常。癌症筛查远比医院普通体检要复杂得多，而且更具针对性。癌症筛查可以说是一种更加专业化的体检方式，它是防癌专业人士通过专业的设备技术和诊断方法，对个体进行全身的检查。癌症筛查是在普通体检的基础上，针对某些特定癌症而进行的额外的检查，并对检查出的状况进行评估和干预，尽最大可能来阻止由于癌前病变或疾病导致的癌症发生来达到早诊早治的目的。

以抽血化验为例，普通体检主要关注血常规、血糖、血脂等基本指标，而防癌体检筛查更关注肿瘤标志物。肿瘤标志物的异常改变可以提示肿瘤发生的风险和特性。然后再通过影像学检查来确定是否患有癌症。例如通过低剂量 CT 进行肺癌筛查，通过超声检查和乳腺 X 线摄影进行乳腺癌筛查，通过上消化道内镜检查进行胃癌和食管癌筛查，采用 TCT 或者 HPV DNA 检测进行宫颈癌筛查，采用粪便免疫组化检测（FIT）或结直肠镜进行大肠癌筛查。

2. 什么是癌症筛查

癌症筛查是从群体角度出发，通过一定的检查方法从无症状的健康人群中发现可疑癌症患者，随后对其进行早期诊断、早期治疗及监测。筛查实施须根据当地的经济发展水平和卫生资源配置等条件而定，应选择适宜的癌种和筛查方法并制订适宜的筛查计划。并非所有人都需要癌症筛查，癌症的筛查主要针对高危人群开展实施。

3. 癌症筛查主要有哪些模式

癌症筛查主要分为组织性筛查和机会性筛查。组织性筛查一般是由政府或者相应机构组织开展实施。机会性筛查一般是指筛检的对象局限于因其他原因而通过临床医师或保健医师进行诊治，医务工作者对前来就诊者进行其他相应的检查并发现与就诊者主诉无关的疾病。

4. 是否所有人都需要进行癌症筛查

筛查以人群为对象，需要政府或相关机构提供大量人力和物力，并进行卫生经济学评价对投入产出比进行评估，因此不需要把某个地区的所有人都查一遍。这就要求筛选出最需要检查的那一部分人，也就是我们常说的高危人群，要针对特定的高危人群进行癌症筛查。

 知识扩展

什么是体检

定期健康检查或对有某种职业暴露人群的目标筛检，例如某一单位、某种职业人群定期进行健康检查，能够早期发现患者，及时给予治疗。体检是从个体角度来说的，是个人主动到医疗机构进行检查，因此在某种意义上也叫机会性筛查。一般来说不受筛查癌种、检查项目手段甚至筛查间隔的限制，是一种个人主动行为。然而很多单位现在也针对不同的人群开展定期有组织的体检，这在某种程度上很接近癌症筛查。

体检是个人行为，不需要严格按照高危人群的标准。自己有体检的要求，或者说自己注重保健，就可以按照自己的意愿进行体检。当然我们体检时也要遵照医生的建议，避免按自己的想法进行不必要的检查。

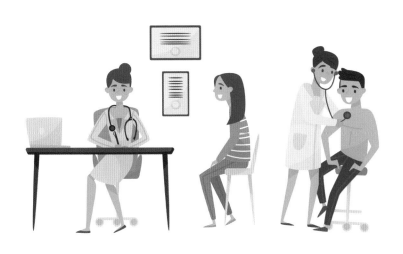

X 误区解读

体检正常，就不会患癌症

健康体检并不等于癌症筛查，与针对性强的癌症筛查相比，普通体检侧重常规生理生化指标检查，以此监测身体是否有异常改变。健康体检对肿瘤的监测有一定的提示作用，但是体检正常并不完全意味着不会患癌。目前大部分癌症的发生、发展较为复杂，其发生机制尚未明确，发病隐匿。要通过更为专业的筛查手段来进一步追踪和确诊。

体检结果仅能反映人体阶段性的健康状况。如果体检没有发现明显异常，不能判断没有患癌的可能，需要定期进行体检。尤其对

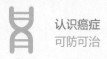
于高危人群，即便在体检正常的情况下，也需根据自身的身体状况和正规医疗机构医生的建议进行定期的健康监测和随访。

防癌体检和普通体检的区别

一位 28 岁的白领，正当准备在事业上大展宏图的时候，却在单位组织的防癌体检中发现了乳腺癌，超声检查提示右侧乳腺有直径约 0.9 厘米的肿块，考虑恶性并建议她去乳腺门诊就诊。后来的检查均提示她的肿块为乳腺癌，但由于肿瘤属于早期，于是做了保乳手术。术后她很快就再次投入工作中，工作更加出色。再后来，结婚生子。十几年过去了，她每年都参加防癌体检，有单位组织的也有自行安排的，而且组织家人、朋友一起来，一次聊天中她感慨地说，年轻的时候一直觉得自己身体很好，肿瘤离自己很遥远，如果没有当年那次防癌体检，不知道她现在会是什么样子，或许已经不在了，更不可能有幸福的家庭、可爱的孩子。

 小课堂 ●●●●●●●●●●●●●●●●●●●●●●

1. 什么是防癌体检

防癌体检是指在健康状况下或没有任何症状的情况下，针对肿瘤进行的一系列医学检查，这些检查有助于发现已存在于身体中的早期或可治愈的肿瘤。相较于人群系统性筛查，防癌体检是针对发现早期肿瘤、癌前病变、癌前疾病或体内可切除的肿瘤设计的、同时围绕多个癌种进行的筛查活动。

2. 防癌体检的特殊意义

防癌体检的目的不仅是为了查出早期的肿瘤，重要的还在于发现已经存在的癌症高危因素，特别是发现癌前病变（疾病），从而在医生的指导下进行科学处理，剔除或减轻既有危险因素对人体的影响，从而尽可能降低癌症的发生概率。如高危型 HPV 持续感染是宫颈癌的危险因素，此类人群需要进行专业的检查、干预和随访。

3. 防癌体检与普通体检的检查目的是否相同

目的不同。防癌体检目的单一，是主要针对肿瘤这一大类疾病开展的一系列医学检查，而普通体检主要检查全身性疾病，当然包括肿瘤，其侧重点更多放在非肿瘤性疾病的筛查上，即使涉及肿瘤筛查，但由于肿瘤的异质性、生物学特征（多因素、多阶段、多基因的发病和生长特点）和筛查的专业性特点，会出现肿瘤筛查方案和方法的各种缺漏和不足，达不到筛查肿瘤的目的。

4. 防癌体检的检查手段有哪些特点

防癌体检与一般的普通体检相比，两者的检查手段不同，主要是检查的精准度不同。防癌体检筛查早期肿瘤要求的设备主要特点之一就是敏感度高，属于"金标准"，一步到位；另外一个特点就是多维度评价，包括多种脏器检查方法（比如乳腺癌筛查要使用乳腺 X 线摄影，也要根据中国人的特点使用超声检查和临床物理检查，一些高危人群甚至直接需要进行乳腺 MRI 检查）、根据肿瘤发病原因设置的生物病因学筛查（比如胃癌和宫颈癌筛查使用到幽门螺杆菌和 HPV 等的生物学病因的筛查）、根据家族史情况提出是否进行易感基因的筛查，也要根据危险因素调查对常见癌症的风险进行评估，从而给医生进行后续防癌健康管理提供相关依据。

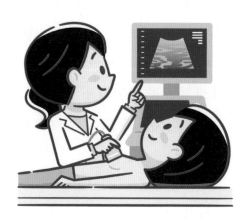

5. 普通体检中对于癌症的检查方法

普通体检很多情况下使用常规方法，涉及肿瘤的检查项目一般较少，即使涉及肿瘤筛查的情况下，很多机构采用的非敏感手段使整个普通体检工作中癌症筛查精准度大打折扣。

 知识扩展

1. 防癌体检的高危人群

普通体检与防癌体检相比针对人群略有不同。防癌体检一般针对癌症的高危人群，依据年龄和家族史等情况对参与筛查的人群进行设定，主要是确定筛查的起始年龄。一般建议参与防癌体检的人群 40 岁开始筛查，有家族遗传史或肿瘤家族聚集性现象的人需要和专业人员商量筛查开始的时间，当然一些癌种筛查如肺癌筛查，建议在高危人群中进行，从 50 岁开始。而普通体检根据体检人群的常规或特殊要求，一般不设年龄限制。

2. 防癌体检与普通体检的检查间隔

　　检查间隔是指针对受检人两次检查之间的时间间隔，如果两次检查间隔时间过长，可能会延误发现早期肿瘤的时间，对实施筛查的人群来讲，会使筛查间隔发现癌变的病例数增加，影响筛查的效力；对参与筛查的个人来讲，增加晚期癌症的可能性，影响防癌健康管理的效果。普通体检通过检查反映的健康维度比较多，很多情况下不存在筛查间隔的问题。另外，根据肿瘤生长的规律，不同肿瘤或同一肿瘤不同组织细胞来源或分化程度都影响其增殖速度，所以肿瘤体积倍增时间的确定是我们确定筛查间隔的重要指标，而倍增时间的测量目前还不能做到精确，只能通过临床观察大概确定每一个癌种的筛查时间间隔，而且呈现个体化倾向。

3. 普通体检与防癌体检在体检结束后的健康管理

　　两者的干预手段和干预方案不同。防癌体检的目的不仅是发现早期癌，也要发现癌前病变（疾病）以及相关风险因素。对于早期癌症或癌前病变，一般是由于外在原因引起细胞 DNA 改变，使组织细胞失控生长并增殖引起的组织病理学改变，而普通体检发现的很多疾病是由于内在或外在病因长期存在使身体器官组织功能失常引起的身体相应的病理反应。所以对于早期肿瘤或癌前病变的干预措施和方法，一般需要外科手术式切除病变组织，而后者更多强调生活方式调整或化学药物干预。当然，对于癌前疾病和致癌危险因素的处理，有时两种体检后的干预方法是一致的。

4. 癌症的筛查模式

　　癌症筛查的模式分为两类：有组织的人群筛查和机会人群筛

查，目前国内医疗机构开展的所谓的防癌体检属于机会筛查的范畴。两者的根本目的都是发现早期癌症或癌前病变，降低监测人群的癌症死亡率或发病率。为了提高敏感度，相对于采用单一手段的人群系统性或机会筛查，防癌体检筛查的手段和内容更加多样化并相互补充，内容包括危险因素评价、组织学评价、体液检查、影像学检查、腔镜检查甚至易感基因检测、液体活检等手段的综合应用。

 误区解读

1. 防癌体检就是普通体检加肿瘤标志物检查

目前很多体检中心在常规体检项目中加上外周血肿瘤标志物检查，并告知体检人员是防癌体检，其实这还不能算防癌体检。外周血肿瘤标志物检查一般不能单独作为癌症早期诊断和筛查的手段，需要与其他临床手段联合应用才能达到早期发现癌症的目的。防癌体检在常见癌症的筛查手段上与普通体检也不相同，如肺癌筛查采用低剂量 CT，效果远远优于胸部 X 线摄影。

2. 普通体检等于防癌体检

普通体检与防癌体检相比，有相同之处，也有不同之处。相同之处在于两者都是通过物理、化学和影像学等检查手段评估受检者健康状况，从而采取预防医学行为。两者的体检项目的设立上有很多共同的项目，如血常规、肝肾功能、超声检查等。两者的不同之处之一在于着重点不同，防癌体检是一种更加专业的体检方式，它是肿瘤专业人士通过专业的技术手段和方法对受检者进行检查，目的是发现早期肿瘤或获取受检者高危因素，从而预防肿瘤发生的专业性检查方法。

高危人群体检的注意事项

年过半百的王先生得知一位朋友被确诊为肺癌后，心情十分复杂。一方面为朋友感到惋惜，人到中年就遭此不幸；另一方面也为自己担心，由于最近工作压力大，本就有吸烟习惯的自己吸烟更凶了，而且最近经常咳嗽，担心自己会和朋友一样遭此厄运。

鉴于此，王先生特意到肿瘤专科医院做防癌体检。了解到王先生的现状、生活习惯及肿瘤家族史等情况，医生根据吸烟指数和肿瘤发病情况为王先生设计了一系列检查。CT检查结果显示，双肺散在分布7个大小不等的结节，直径在2~7毫米，其中左肺下叶距肋胸膜25毫米处有7毫米×6毫米的结节，为非钙化、实性结节，边缘不规则。根据王先生的检查结果及身体状况，结合他有肺癌家族史，被医生评估为癌症高危人群，医生建议王先生3~6个月后到医院复查，如有什么不适立即到医院就诊。

 小课堂

什么是肿瘤高危人群

肿瘤高危人群简单说就是患某种肿瘤风险相对较高的人群，是指具有明确的、已知的某种肿瘤的危险因素的人群。研究显示，这一部分人罹患某种肿瘤的概率远远大于普通人群。高危人群是相对的，是相对于罹患某一具体肿瘤的一般性风险人群界定的。不同肿瘤的高风险因素不同，高危人群的定义亦不同。一般来说，主要包括以下几类情况。

高龄人群。 对于常见肿瘤来讲，年龄是高危人群的一个重要的衡量标准。尽管肿瘤可能发生在任何年龄阶段，但研究表明，肿瘤发病风险随年龄增长而增大，一个人在 50 岁以后，患癌的风险会明显升高。

有恶性肿瘤家族史的人群。 这类人携带某些（个）易感基因，比一般风险人群更容易受到致癌因素的影响。

有癌前疾病或癌前病变的人群。 癌前疾病指与癌变相关的一类疾病，是有一定癌变率的独立的良性疾病，例如慢性炎症、黏膜白斑类疾病、黏膜憩室等非特异性感染。而癌前病变是指由于分子生物学改变引起组织病理学改变，此类改变在癌前期发生，还未进入细胞癌变阶段，例如各类组织上皮的不典型增生、息肉、具有一定恶变率的良性肿瘤、原位癌等。

存在某些特殊微生物感染的人群。 如 HBV、HCV、HIV、HPV、幽门螺杆菌感染者等。

有不良生活习惯的人群。 包括长期大量吸烟或被动吸烟、长期酗酒、药物滥用、焦虑等情况。

长期暴露于有害环境或接触致癌物质的人。 主要指职业暴露史，如石棉工厂、铀矿等工作人员。

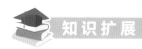 知识扩展

如何判断自己是不是高危人群

不同癌种发生发展的危险因素不同，所以，对于不同的恶性肿瘤，高危人群也不同。除了年龄这一共同的高危因素外，判断自己是否是高危人群，还需要了解自己家族中是否有肿瘤患者，审视自己是否有不健康的生活习惯以及饮食习惯等，这些可以帮助我们了解一些基本的情况，更专业的判断还需要肿瘤医生的综合评估，例如胃癌、结直肠癌等，会借助高危因素量化问卷的筛查评分系统来进行风险分层，更有助于后续筛查方案的选择。常见肿瘤的高危人群具体包括以下几类。

（1）肺癌：年龄 ≥ 50 岁且具有以下任一危险因素者，属于肺癌的高危人群。

吸烟：吸烟包年数 ≥ 20 包，包括曾经吸烟包年数 ≥ 20 包，但戒烟不足 15 年；[吸烟包年数 = 每天吸烟的包数（每包 20 支）× 吸烟年数]。

被动吸烟：与吸烟者共同生活或同室工作 ≥ 20 年。

患有慢性阻塞性肺疾病或有弥漫性肺间质纤维化史、肺结核病史者。

有职业暴露史（石棉、氡、铍、铬、镉、镍、硅、煤烟和煤烟尘）至少 1 年。

家族中父母、子女及兄弟姐妹有确诊肺癌病史。

（2）乳腺癌：乳腺癌的高风险人群指符合以下三点中任意一点的女性。

1）有遗传家族史，即具备以下任意一项者：①一级亲属（包括母亲、女儿以及姐妹）有乳腺癌或卵巢癌史；②二级亲属（姑母、姨母、祖母和外祖母）50岁前，患乳腺癌2人及以上；③二级亲属50岁前，患卵巢癌2人及以上；④至少1位一级亲属携带已知 *BRCA1/BRCA2* 基因致病性遗传突变；或自身携带 *BRCA1/BRCA2* 基因致病性遗传突变。

2）具备以下任意一项者：①月经初潮年龄≤12岁；②绝经年龄≥55岁；③有乳腺活检史或乳腺良性疾病手术史，或病理证实的乳腺（小叶或导管）不典型增生病史；④使用雌孕激素联合的激素替代治疗不少于半年；⑤45岁后乳腺X线检查提示乳腺实质（或乳房密度）类型为不均匀致密型或致密型。

3）具备以下任意两项者：①无哺乳史或哺乳时间<4个月；②无活产史（含从未生育、流产、死胎）或初次活产年龄≥30岁；③仅使用雌激素的激素替代治疗不少于半年；④流产（含自然流产和人工流产）≥2次。

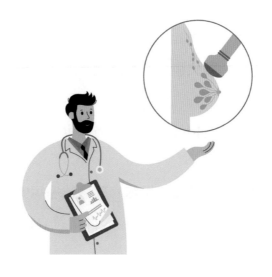

（3）肝癌：在我国，最常见的肝癌高危人群是乙型肝炎患者，特别是年龄大于 40 岁的男性乙型肝炎患者。除此之外，肝癌高危人群还包括患有丙型肝炎、非酒精性脂肪性肝炎、其他原因引起的肝硬化以及肝癌家族史。另外，环境因素以及不良的生活习惯也起了很大作用，例如，酗酒、长期食用被黄曲霉毒素污染的食物或长期进食含亚硝酸盐食物、饮用水源污染等。

（4）食管癌：年龄 ≥ 40 岁，且符合以下任意一条者。①来自食管癌高发区；②有上消化道症状，如恶心、呕吐、泛酸、腹胀等；③有食管癌家族史；④患有食管癌前疾病或癌前病变者，如食管不典型增生、CIN 等；⑤有头颈部肿瘤病史；⑥合并食管癌的其他高危因素，如吸烟、重度饮酒、热烫饮食、进食过快等。

（5）胃癌：将年龄 ≥ 40 岁，且符合下列任意一条者，建议其作为胃癌筛查对象。①胃癌高发地区人群；②幽门螺杆菌感染者；③既往患有慢性萎缩性胃炎、胃溃疡、胃息肉、肥厚性胃炎、恶性贫血等胃的癌前疾病，良、恶性疾病的术后残胃；④胃癌患者一级亲属；⑤存在胃癌其他风险因素（如摄入高盐、腌制饮食、吸烟、重度饮酒等）。

（6）结直肠癌：结直肠癌高危人群应综合个体年龄、性别、BMI 等基本信息，结直肠癌家族史、肠息肉等疾病史以及吸烟、饮酒等多种危险因素来进行综合判断。特别是具有以下风险者：①一级亲属具有结直肠癌病史（包括非遗传性结直肠癌家族史和遗传性结直肠癌家族史）；②本人具有结直肠癌病史或肠道腺瘤病史；③本人患有 8 ~ 10 年长期不愈的炎症性肠病；④本人粪便隐血试验阳性或有排便习惯的改变。

⊗ 误区解读

高危人群一定会患癌

日常中有好多人在知道自己属于某种癌症的高危人群之后会产生很大的恐慌，甚至时刻都在担心自己会患癌。事实上，高危风险不等于患癌，高危人群也不等于癌症患者。

相反，知道自己是高危人群，自己则会更有意识地去防控癌症，掌握主动权。一方面，会使自己更加主动地了解防癌知识，有意识地改善一些不良的生活习惯，比如主动戒烟，生活和工作环境中尽可能远离致癌因素，坚持定期进行防癌体检；另一方面，知道自己是高危人群，也会使自己更加重视体检的结果，有的放矢地治疗癌前疾病或癌前病变，真正做到"早发现、早诊断、早治疗"。

关于超声检查的几个小知识

小丽最近有点儿烦恼，因为她洗澡时摸到乳房里有个小疙瘩。朋友建议她去医院瞧瞧，乳腺外科医生给她开了一张超声检查申请单。超声科医生经过仔细扫查后告诉小丽，大概率是一个乳腺纤维腺瘤，问题不大，只要定期观察就行了。小丽终于松了一口气，她对超声科医生手中的探头非常好奇，这台机器竟然能看一下就知道是什么。超声科医生笑着说，超声检查可是很神奇的，它可不只是能看乳腺结节，还能帮助我们检查身体的好多部位。

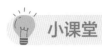

小课堂

1. 什么是超声

人类能够听到频率在 20 ~ 20 000Hz 的声波，这个范围之外的声音我们只能借助各种仪器来进行检测，低于 20Hz 的声波称为次声波，高于 20 000Hz 的声波称为超声波。

在自然界中，蝙蝠是利用超声波的好手。它能够通过口鼻部发出超声波，声波从树干、墙壁、小昆虫等障碍物上反射回来，被蝙蝠大大的耳郭接收，帮助它掌握周围环境的真实情况。超声波在医学领域的应用与其非常类似：超声仪发射、接收声波，再将声波转化为我们在屏幕上可以直接看到的图像，如同眼睛一般"看到"深藏于人体内部的病变。

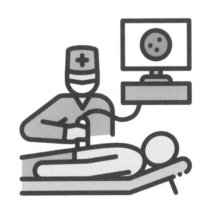

一般来说，超声波的频率越高，对于细微结构的显示越清晰，但随着频率升高，声波穿透力下降。医用超声波频率要远高于 20 000Hz，目前临床中应用最广的超声波频率为 1 ~ 15MHz，也就是 100 万 ~ 1 500 万 Hz，经过超声医生的调节选择，可以清晰观察人体内多数器官的病变。

2. 超声、超声检查、彩色多普勒超声检查是一码事吗

"他有甲状腺结节，得每年做超声检查复查。"

"查体前不能吃东西，不然做不了腹部超声检查。"

"先做个彩超看看吧。"

相信大家对于这几句话并不陌生，那么超声、超声检查、彩超是同一个东西吗？其实医用超声是一个很大的家族，包括有 A 型超声、B 型超声、M 型超声、多普勒超声、三维超声等许多成员，有些成员在临床中已经很少应用，有些正"如日中天"，有些则刚刚从实验室中"走出"，正在摩拳擦掌准备做一番大事业。

B 型超声检查简称"B 超"，堪称医学超声检查的当家花旦，是当前应用最广、也最为大家所熟知的一位成员。它可以清晰、准确地将甲状腺、乳腺、肝、胆囊、胰腺、脾、肾、子宫、卵巢等人体器官以灰阶（黑白）图像的形式显示在屏幕上，协助超声科医生寻找病变、处理问题。我们常接触的大多数超声检查都是以 B 型超声作为基础。

彩色多普勒超声检查，简称"彩超"，它可以探查病变或者正常组织中的血流情况，通过红、蓝、绿三种颜色在屏幕上显示血流及血流方向，有效地协助 B 型超声检查判断病变性质。

现在的绝大多数超声仪都同时具有 B 超、彩超等多种功能。在超声检查过程中，超声医生主要使用 B 超功能扫查寻找病变，对于发现的结节使用彩超功能观察血流，综合它们所提供的信息给出自己的判断，最终整合成一份融合了超声医生知识、经验和技术的超声报告。

3. 超声检查对身体有害吗，超声检查有什么优势

对成年人来说，常规的超声检查非常安全，它无痛、无创伤、无辐射，可反复进行。除此之外，超声检查非常便捷，能够根据患者、临床需求动态多次观察，有利于前后对比。

4. 在肿瘤筛查和防治中，超声检查能做什么

超声检查"神通广大"，能够在肿瘤筛查诊断、治疗、疗效评估等各方面都发挥重要的作用。从大众最为熟悉的腹部检查，到近年来越来越受到关注的甲状腺、乳腺检查，超声科医生手中的一把探头可以扫查到人体内大多数器官，以相对低廉的价格、较高的敏感性和准确率为健康保驾护航。

以甲状腺为例，超声科医生将浅表探头轻轻放在颈部正前方，甲状腺内的炎症、囊肿、良恶性结节都一览无余，向两侧移动一下，又能够准确地判断颈部淋巴结有无异常。

换一把频率低一些的凸阵探头，可以观察腹部重要脏器的情况：有没有脂肪肝，肝内是否有囊肿、血管瘤、肝癌，胆囊里有没有息肉、结石、恶性肿瘤，肾上有没有错构瘤、囊肿、结石、肾癌，胰腺、脾有没有异常的占位性病变，输尿管有没有扩张，膀胱是否有异常都可以进行探查。

对女性而言，乳腺内触及的肿块、乳头出现的溢液和腋下摸到的结节都可以通过超声检查来进行；妇科超声检查也是一把好手，子宫内膜厚不厚、有没有肌瘤，卵巢上有无囊肿或其他肿瘤，盆腔里是否有积液都可以通过超声检查来确定。

除此之外，有人可能会在四肢、身体上摸到的小结节，如皮脂腺囊肿、脂肪瘤等，也可以通过超声检查探测到。

如果常规超声检查不能满足诊断的需求，还可以通过超声引导下穿刺、超声造影、弹性成像等超声相关技术提供更多的线索，帮助医生更准确地判断肿瘤性质。

超声检查还可以为肿瘤治疗提供帮助，以超声引导下消融治疗为例，医生会在超声探头的引导下灵活选择穿刺途径，避开血管、胆管等重要结构，利用电极针对目标肿瘤进行消融治疗。整个操作过程可以实时观察进针深度及与相邻器官关系，实时监控消融全过程，将肿瘤治疗微创化，在获得安全良好的治疗效果的同时可以有效减少患者痛苦。

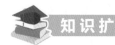 知识扩展

1. 超声检查前需要注意什么

吃饭，喝牛奶、豆浆、可乐等饮品会影响腹部超声的效果，因此肝、胆囊、胰腺、脾、双肾的检查要求受检者空腹 4 小时以上，对于老年人来说空腹时间还要适当延长一些。

甲状腺检查需要受检者将颈部充分的露出，建议不要穿高领的上衣，女性要记得提前将项链摘下，其他无需特别准备。

乳腺检查时受检者需要将乳房和双侧腋窝的位置暴露，建议穿比较宽松的衣物；也可脱掉上衣；暴露充分，检查也充分。

经腹部超声检查需要受检者提前让膀胱充分的充盈，将阻挡观察的肠管挤开，同时充盈的膀胱还能更清晰地显示它后方的子宫、附件等结构。经阴道超声检查则与之相反，需要在检查前上一次厕所，排空膀胱。

浅表肿物或淋巴结的检查与甲状腺、乳腺类似，不需要特殊准备，受检者只要将需要检查部位露出即可。

2. 做超声检查时探头上涂的"水"是什么

做过超声检查的朋友都知道，超声科医生手边必备一瓶黏糊糊的"水"，医生检查过程中会将它不停地涂抹在要看的地方。

这瓶"水"叫做医用超声耦合剂，是一种水性高分子凝胶材料，无毒、无害、无刺激，可帮助超声科医生排除探头和皮肤之间的气体，使声波更有效地进入人体，同时减少探头运动时的摩擦，有效提升检查效果，让屏幕上显示的超声图像更为清晰，是超声检查的重要帮手。

误区解读

结节 / 淋巴结有血流就不好

"医生，体检查出我乳腺结节有血流，会不会是恶性的？"

良性结节和正常的人体组织内也会有血流供应，"有血流就不好""有血流长得快"这些认知都是非常片面的。血流情况和结节形态、边界、回声一样，都是帮助超声科医生判断良恶性的因素之一。超声科医生会分析结节血流的流速、分布、丰富程度、阻力指数，再结合上述的其他几个因素进行综合判断。因此，不必因为有血流信号而恐慌。

PET/CT 等你选

随着生活水平的提高，人们对自身健康的关注度也日益增强。近年来健康体检产业迅速崛起，各类体检项目更是五花八门、层出不穷，着实令人眼花缭乱。其中一项自带神秘属性的昂贵检查逐渐走入大众视野，这就是 PET/CT。

 小课堂

1. 什么是 PET/CT

PET/CT 就是一项将正电子发射体层成像（PET）与 CT 相结合的影像学检查。其中 CT 对于大家来说并不陌生，利用 X 线透过人体不同组织的衰减值差异进行显像。PET 则属于核医学显像技术，利用显像剂，通过病灶对显像剂的摄取来反映其代谢变化，从而为临床提供疾病的生理代谢信息。在 PET/CT 中，CT 主要负责提供形态学信息，PET 主要负责提供功能学信息，二者各司其职的同时相辅相成，才能获得最终的准确诊断，真正实现了 1 + 1 > 2 的效果。

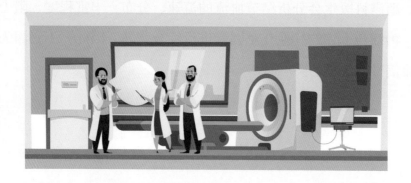

PET/CT 涉及的放射性药物有很多种，其中应用最为广泛的就是 ^{18}F 氟代脱氧葡萄糖（^{18}F-fluorodeoxyglucose，^{18}F-FDG）。^{18}F-FDG 是葡萄糖的类似物，可以参与部分糖代谢过程，因此能够反映组织细胞内葡萄糖代谢水平。作为人体最主要的能量来源，葡萄糖代谢旺盛的组织器官包括生理状态下的脑、心以及病理状态下的大多数恶性肿瘤、急性炎症等。此外，肾脏和膀胱作为 ^{18}F-FDG 的主要排泄器官，正常情况下也会显影。

根据检查目的的不同，PET/CT 检查范围分为全身扫描和局部扫描两种。为了更好地显示病灶，部分患者还需要进行局部二次扫描或加扫诊断性屏气胸部 CT。

2. PET/CT 的主要临床应用有哪些

PET/CT 在临床的应用范围非常广泛。目前指南推荐 PET/CT 主要应用于以下几个方面。

（1）肿瘤。

治疗前：①发现明确转移灶或其他临床及实验室检查提示肿瘤患病可能，进一步寻找肿瘤原发灶；②对于已发现病灶，帮助鉴别病变的良恶性；③对于多病灶或复杂病变，指导选择活检部位；④对于已确诊恶性肿瘤患者，进行更准确分期、分级及预后判断；⑤协助制订放疗计划。

治疗中：评价疗效，及时调整治疗方案。

治疗后：①残存病灶与坏死、纤维化组织的鉴别；②寻找残存、复发或转移病灶，尤其是肿瘤标志物升高患者。

（2）心脏疾病：判断心肌活性，并将血管的狭窄、钙化与血流、代谢改变进行综合分析以更好地指导临床治疗。

（3）脑部疾病：协助脑部病灶定位、定性分析，如癫痫、帕金森病、阿尔茨海默病、脑血管疾病等。

3. PET/CT 的检查流程

（1）患者准备：①检查前一段时期内（至少 24 小时）避免剧烈运动、寒冷刺激和精神紧张。②近期使用钡剂行消化道造影或使用对比剂行 CT 增强扫描患者需要推迟检查。③当日禁食 4 小时以上。期间可以饮水，但不能饮用含糖饮料或其他刺激性饮品（如含咖啡因、酒精等）；输液患者不能输注含葡萄糖液体；行腹部检查患者，尤其是需要重点观察胃肠道病变者，需要准备 1 000 ~ 1 500 毫升矿泉水或牛奶。④糖尿病患者需要提前将血糖调至适宜水平。

（2）药物注射：测血糖，符合要求者方可进行药物注射，剂量按体重计算；注射药物后，患者需要在安静、温暖、光线昏暗的房间内闭目静坐或平躺约 60 分钟，其间部分患者需要缓慢口服肠道造影剂；需要进行腹部检查的患者扫描前 5 分钟尽量排空膀胱，并饮入水或牛奶。

（3）扫描成像：平均扫描过程大约持续 20 分钟，摆好体位后，需要保持不动并平静呼吸；扫描完成后，需要等待确认图像符合要求并且无需补充检查后方可离开。

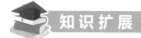 知识扩展

PET/CT 辐射安全知多少

提到影像学检查，大家首要的关注点往往在于"这个检查是不是有辐射"。如前所述，PET/CT 涉及放射性药物的使用，这一点

无疑会令很多人陷入"谈核色变"的恐慌之中，其中不乏非核医学专业出身的医学人士。那么究竟什么叫辐射？PET/CT 检查的辐射剂量又有多少呢？

从物理学上讲，辐射其实是一种能量传递的形式。根据能量大小，辐射可以分为电离辐射和非电离辐射两类，PET/CT 的辐射属于电离辐射。电离辐射本身看不见摸不着，但具有潜在的、破坏生物大分子的作用，这也是造成公众对于辐射恐慌的主要原因。一项存在辐射的医学检查，给患者带来的利益应当大于可能造成的危害，也就是要满足医疗照射正当性原则。PET/CT 是一项融合检查技术，其辐射来源也分为两部分，PET 和 CT。目前 PET/CT 检查中 PET 显像最常用的放射性药物是 ^{18}F-FDG，根据千克体重计算，一般情况下受检者所注射的显像剂剂量不超过 10mCi，折合成有效剂量（考虑辐射的生物学效应并加以组织权重计算）为 7 ~ 8mSv；CT 扫描根据部位不同设置的扫描参数不同，有效剂量在 10 ~ 32mSv。普通人每年接受的天然辐射剂量约为 2.4mSv，即一次全身 PET/CT 检查的有效剂量相当于天然辐射剂量的 5 ~ 8 倍，这一剂量所带来的患者受益远大于潜在健康风险。

为了尽量减少辐射风险，推荐检查前后做好水化，例如检查前 2 小时左右可以饮水 1 升，检查后多饮水多排尿以促进显像剂排泄。检查完成后早期（24 小时）避免密切接触孕妇、婴幼儿。怀孕者不宜行 PET/CT 检查。

误区解读

PET/CT 可以一键解决临床所有疑问

答案是否定的。医学是一门既广博又精深的科学，不同的检查方法各有所长，综合运用方能做出最佳临床决策。就影像学检查范畴而言，针对不同部位、不同疾病均有相应的方法推荐，其中尤其不推荐在没有任何其他临床资料的情况下首先选择 PET/CT 检查。

已有的研究中尚无有力证据支持将 PET/CT 应用于健康体检。此外，PET/CT 检查费用十分昂贵。综上，目前不推荐将 PET/CT 作为常规体检项目。对于存在特殊情况的受检者，如体检发现肿瘤标志物持续升高而其他检查未能发现明确病变，或者属于恶性肿瘤高发人群（如有明确肿瘤家族史、特殊职业暴露史、生活环境具有致癌因素等），在权衡自身经济情况后，可以考虑行 PET/CT 检查。

乳腺癌自检预防要分人群

王女士是一位高中语文老师，平时工作很辛苦。她偶尔会在洗澡的时候对着镜子检查自己的乳房，认为乳房看起来很健康，没有问题。上个月单位体检，体检报告提示她可能乳腺出了问题。她很震惊，明明经常自检呀，怎么和体检结果不一样？带着不解与担心，她去三甲医院进一步完善了乳房的影像学和穿刺检查，结果证实她真的得了乳腺癌！是王女士自检的方式不正确吗？还是仅靠自检并不能完成乳腺癌的筛查？

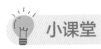 **小课堂** ⸱⸱⸱⸱⸱⸱⸱⸱⸱⸱⸱⸱⸱⸱⸱⸱⸱⸱⸱⸱⸱⸱⸱⸱⸱⸱⸱⸱⸱⸱⸱⸱⸱⸱⸱⸱⸱

1. 什么是乳腺癌筛查

乳腺癌筛查是通过有效、简便、经济的乳腺检查措施，对无症状女性开展筛查，以期早期发现、早期诊断及早期治疗。

2. 乳腺癌筛查的方式

乳腺 X 线摄影。乳腺 X 线摄影筛查对 50 岁以上亚洲女性准确性较高，但对 40 岁以下及致密乳腺诊断的准确性欠佳。不建议对 40 岁以下、无明确乳腺癌高危因素或临床体检未发现异常的女性进行乳腺 X 线摄影检查。

乳腺超声检查。乳腺 X 线摄影检查联合乳腺超声检查，较单独应用乳腺 X 线摄影检查有更高的筛查敏感度，尤其是针对致密型乳腺。因此乳腺超声检查可推荐作为乳腺 X 线摄影的有效补充，但乳腺超声检查单独作为筛查措施的有效性尚未得到充分的证据证实。

乳腺临床体检。在检查过程中，医生会通过视诊发现乳腺在形状、大小、外观上的改变，还会感受乳腺有无结节或其他异常。此外，医生还会检查腋窝有无肿大淋巴结和其他可能的乳腺癌征象。目前尚无证据显示，乳腺临床体检单独作为乳腺癌筛查的方法可以提高乳腺癌早期诊断率和降低死亡率。但在经济欠发达、设备条件有限及女性对疾病认知度较不充分的地区仍可以作为一种选择。

乳腺自我检查。鼓励女性每月进行 1 次乳腺自我检查。

乳腺磁共振成像检查。磁共振检查可作为乳腺 X 线摄影检查、乳腺临床体检或乳腺超声检查发现的疑似病例的补充检查措施。

3. 如何进行乳房自检

乳腺自检的最佳时期是月经期结束后 1 周。这时乳腺尚无充血、水肿的趋势。乳房自检有以下几种方式。

视觉检查。站在镜子前，上臂置于两侧，仔细观察双侧乳腺。认真观察它们的大小、形状和对称性，然后比较从上次自检到现在的变化。

触觉检查。用指腹而不是指尖，移动手指系统检查整个乳腺。可以是环形、自上至下线性或楔形模式检查，确定检查到全部乳腺组织。挤压乳头乳晕区组织，观察有无乳头溢液。

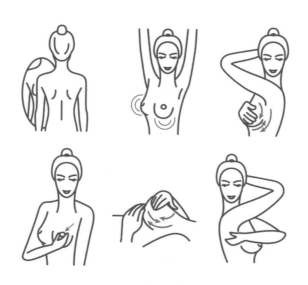

知识扩展

1. 乳腺癌的筛查建议

一般风险人群的筛查。大部分指南建议将 40 岁作为我国乳腺癌筛查的起始年龄。推荐一般风险人群每 1 ~ 2 年进行 1 次乳腺 X

线摄影检查，致密型乳腺推荐与超声检查联合。老年人是否停止筛查需要考虑个人的身体健康状况、预期寿命及各种合并症情况。如果合并症多，预期寿命有限，可适当减免乳腺癌筛查。

乳腺癌高危人群的筛查。推荐乳腺癌高危人群将筛查起始年龄提前到 40 岁以前。她们可每年进行 1 次乳腺 X 线摄影检查，每 6 ~ 12 个月进行 1 次乳腺超声检查。必要时应联合乳腺 MRI 增强扫描。

2. 乳腺癌的可能征象

在自检时要注意的变化包括乳腺结节、酒窝征、乳房或腋下增厚；乳头回缩；乳房皮肤发红、起皮或乳头周围发红；明确的乳头溢液或出血；乳房皮肤出现橘皮样表现（橘皮征）。

 误区解读

乳腺癌筛查，自检就够了

乳腺自我检查无法替代影像学检查，且不能提高乳腺癌早期诊断的检出率和降低死亡率。推荐 40 岁以上一般风险人群接受每 1 ~ 2 年进行 1 次乳腺 X 线摄影检查，致密型乳腺推荐与超声检查联合。对于乳腺癌高危人群，可每年进行 1 次乳腺 X 线摄影检查，每 6 ~ 12 个月进行 1 次乳腺超声检查。乳腺癌筛查仅靠自检是远远不够的。

PSA——前列腺癌筛查的重要指标

前列腺癌发病率越来越高，在我国有些地区，已经成为发病率第一的男性泌尿生殖系统肿瘤。不过，我国前列腺癌患者很多发现时即为中晚期，无法行手术根治治疗。随着医疗技术的进步，越来越多的前列腺癌患者并不是因为有排尿困难等症状而发现肿瘤，而是通过前列腺癌的早期检查或者筛查发现肿瘤，从而得到早期治疗，取得较好的治疗效果。前列腺癌的检查或筛查，离不开抽血的一种化验指标——PSA。

 小课堂 ● ● ● ● ● ● ● ● ● ● ● ●

1. 什么是 PSA

PSA 是前列腺上皮细胞分泌的一种蛋白质，能够通过一定途径进入血液，可以被检测出来，被用于前列腺癌的检查或筛查。

2. PSA 如何提示前列腺癌

前列腺的腺上皮细胞是 PSA 的"生产车间"，PSA 生产出来后就近储存在旁边的腺腔和导管中。因此，前列腺里面的 PSA 浓度相当高。正常情况下，PSA 通过前列腺上皮细胞周围的屏障，进入丰富的小血管网，最终进入人体大血管网，数量只有前列腺腺腔和导管中 PSA 浓度的百万分之一。当前列腺出现癌细胞时，少量癌细胞就可以破坏屏障，会有较多的 PSA 通过屏障漏入血管中，血液中 PSA 就会出现明显升高。但是，前列腺增生、前列腺炎症、前列腺直肠指诊、膀胱镜检查时，均可能伴随 PSA 升高。所以，PSA 升高只是提示前列腺癌的可能增大，并非意味着前列腺癌的发生。

3. 何时查 PSA

患者有尿频、尿急、排尿困难等前列腺增生症状时，需要常规检查 PSA，用以排查前列腺癌。对没有临床症状的男性进行 PSA 等一系列检查，用以降低人群前列腺癌死亡率，称为前列腺癌筛查或 PSA 筛查，一般 2 年检查 1 次。前列腺癌筛查可以检查出更多的早期前列腺癌。年龄大于 50 岁的男性，有前列腺癌家族史的男性是筛查的重点人群。

4. PSA 检查注意事项

PSA 检查前应空腹，不要进行前列腺直肠指诊等操作。尽量在同一医疗机构检查，减少误差。

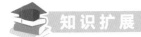

1. 发现 PSA 升高后需要进行什么检查排除前列腺癌

如果 PSA 小于 4ng/mL，属于正常范围，患前列腺癌的机会非常小，即便是也常为临床无意义前列腺癌（危害很小，不需要治疗）。一般不需要进一步检查。

PSA 大于 10ng/mL，患前列腺癌的可能性约为 50%。

PSA 如果处于 4 ~ 10ng/mL，患癌的可能性约为 25%。

如果是后两者，需要进一步行多参数 MRI 检查，如果发现有可疑病灶，就需要行前列腺穿刺活检进一步确诊。有条件的医疗机

构，当患者 PSA 处于 4 ~ 10ng/mL，还可以用前列腺健康指数
（PHI）辅助预测罹患前列腺癌的风险。

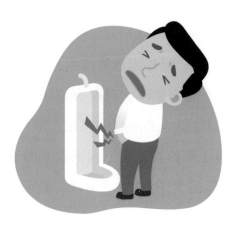

2. 前列腺癌的危险因素有哪些

脂肪摄入量多。前列腺癌的发病率在北美洲、欧洲、大洋洲
高，亚洲发病率最低。但是，中国、日本移居美国的第一代移民前
列腺癌发病率明显增加。科学家发现前列腺癌的发生与高脂肪食物
的摄入有很大的关系。

晒太阳少。如果户外活动时间极短，接受户外日光中紫外线照
射少，体内维生素 D 很难转化成活性维生素 D，而活性维生素 D
能够降低前列腺癌的发生率。

遗传因素。如果家族中有人患前列腺癌，那么患病人数越多、
血缘关系越近、亲属发病年龄越早，前列腺癌的相对危险度越高。
只有家庭中 3 名或 3 名以上成员患病、连续三代均有前列腺癌或 2
名前列腺癌成员的确诊年龄小于 55 岁，才是遗传型前列腺癌。

误区解读

前列腺增生会发展成前列腺癌

这个观点是错误的。前列腺增生的好发部位主要在移行带，在前列腺内相对"靠里"的位置。增生越靠近尿道，对尿道压迫越明显，症状也就越明显。前列腺癌的好发部位主要位于外周带，位于前列腺相对周边的位置。一般不会引起排尿困难、尿频、尿急等症状，除非肿瘤体积较大，或整个前列腺被肿瘤占据，才会出现排尿困难等症状。

前列腺增生与前列腺癌的发病主要人群都是中老年人，这两种截然不同的疾病会给老百姓造成不必要的联想和恐慌。前列腺癌并非由前列腺增生发展而来，病因尚未完全阐明，目前认为与基因突变、DNA 损伤修复不及时等因素有关。

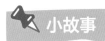 **PSA 的发现之旅**

20 世纪 70 年代，科学家 Hara 等从人类精浆中发现一种蛋白质，将它命名为 γ- 精浆蛋白。1979 年，科学家 Wang 等从前列腺上皮细胞中分离和提纯出与此完全相同的物质，并证明只有前列腺才分泌此种蛋白质，因此称之为 PSA。

随着科学的发展，科学家后来在女性乳腺、乳汁、羊水、尿道旁腺中也检出 PSA，也陆续从其他组织和器官中发现了 PSA 的踪迹。因此，PSA 并非前列腺特有的，不过在其他组织中的作用没有在前列腺中的生理作用大。

定期妇科检查，和宫颈癌说拜拜

对广大女性患者来说，在就诊过程中如果有什么不能言说的事情，想必就是妇科检查了，很多人对此颇有抵触，甚至拒绝检查。那么今天，我们就来谈谈什么是妇科检查，以及妇科检查在妇科疾病诊断中的重要性。

小课堂

宫颈癌的三级预防

宫颈癌的预防有三个阶段，称之为宫颈癌的三级预防，只要认真做好每一级的预防工作，我们就可以和宫颈癌说拜拜啦。

宫颈癌的一级预防。注射 HPV 疫苗。目前在国内上市的 HPV 疫苗有二价、四价、九价等，覆盖的年龄层各有不同，二价和四价疫苗能够预防 84.5% 的宫颈癌风险，九价疫苗可预防 92.1% 的宫颈癌风险，适龄女性都可以到所在社区医院咨询具体的注射事宜，从源头阻断宫颈癌的发生。

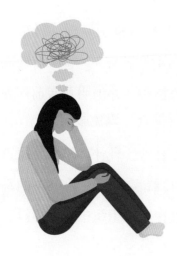

宫颈癌的二级预防。宫颈癌的二级预防是指定期筛查。宫颈癌筛查包括 TCT 和 HPV DNA 检测。长期反复高危型 HPV 感染可能导致宫颈癌的发生，但从 HPV 感染到发展为宫颈癌，要经历癌前病变的阶段，即宫颈 CIN。而从 CIN 发展到宫颈癌的自然演变过程一般需要 5～10 年。这个时期的及时发现和正确处理，可以有效预防和减少宫颈癌的发生。

宫颈癌的三级预防。宫颈癌的三级预防，是指宫颈癌的治疗。建议有异常检查结果的女性朋友尽快就诊专科医院，开始正规的治疗。随着技术的进步，宫颈癌的治愈率也越来越高，不要过于忧虑担心。对于普通人群，我们一定要把定期妇科检查作为重中之重，把宫颈癌的源头扼杀在摇篮里。

 知识扩展

妇科检查的时间间隔

美国妇产科学会建议 21～29 岁的女性，每 3 年进行 1 次 TCT；30～65 岁的女性，每 5 年做一次 TCT 与 HPV DNA 检测，或每 3 年行 TCT；而对于 65 岁以上既往多次检测为阴性的女性可不再筛查。但该筛查策略不适用于HIV 感染者、免疫功能低下者、子宫内己烯雌酚暴露者以及宫颈癌患者。

妇科检查之前需要注意，最好是 3 天之内不要有性生活、不要进行阴道内药物治疗、不要在月经期进行检查，以免影响检测结果的准确度。

误区解读

接种 HPV 疫苗就不会得宫颈癌了

有的女性朋友认为自己已经接种了 HPV 疫苗，就没有患宫颈癌的风险了，不需要定期做妇科检查。这是不正确的。HPV 疫苗对于预防宫颈癌确实非常重要，但是即使是九价 HPV 疫苗也只能预防大部分高危型 HPV，并不是全部的高危型 HPV，只是降低了宫颈癌患病风险，并不能完全消除宫颈癌。所以接种疫苗后仍需要定期进行妇科检查。

有的女性朋友认为自己长期没有性生活，就没有感染 HPV 的风险。确实，没有开始性生活的女性，几乎不会感染 HPV，患宫颈癌的风险也极低。但也有一些类型的宫颈癌不完全和病毒感染相关，比如有研究证实，母亲孕早期使用己烯雌酚，会导致女儿罹患宫颈透明细胞癌的风险增加。当然这种类型的宫颈癌发病率较低，大家不必过于担心。有过性生活的女性，都有感染 HPV 的可能性，即使之后长时间没有性生活，也仍然建议定期进行妇科检查。

也有的女性朋友觉得妇科检查不舒服，或者不好意思，想通过超声或 MRI 等检查来替代妇科检查。虽然现代影像检查技术越来越先进，但对于宫颈癌前病变以及早期癌，目前仍然是妇科检查联合 TCT 和 HPV DNA 检测的准确性更高，超声检查和 MRI 是不能替代妇科检查的。

定期进行妇科检查，远离宫颈癌

答案：1. D；2. A；3. ×

健康知识小擂台

单选题：

1. 容易得肝癌的人群是（　　）

　　A. 感染乙型肝炎病毒或者丙型肝炎病毒

　　B. 患过肝硬化

　　C. 有肝癌家族史

　　D. 以上都是

2. 对于乳腺癌高危人群，建议开始进行乳腺癌筛查的年龄是（　　）

　　A. 40 岁　　　B. 45 岁　　　C. 绝经后　　D. 30 岁

判断题：

3. PSA 升高一定是得了前列腺癌。（　　）

推荐使用的
癌症筛查方法
自测题

（答案见上页）

治疗癌症，要规范化

一旦得了肿瘤，我们该去专科医院还是综合医院？

专科医院和综合医院各有所长，如何选择，应根据患者本身的情况，具体问题具体分析，个体化对待。专科医院专业化程度高、理念新，有技术优势，尤其是中晚期肿瘤患者往往需要手术、放疗、肿瘤内科治疗、介入治疗等联合治疗时，专科医院更具有团队优势，治疗更合理、更全面。综合医院有普通内科、外科系统，在伴有严重的糖尿病、冠心病或者是脑卒中后遗症等较为严重的合并症时综合能力更强，对患者的心、肺、肝、肾功能的调控，综合医院具有优势，专科医院缺乏治疗这方面问题的经验，此时，以选择去大的综合医院治疗为宜。

关于乳腺手术，你必须知道的知识

李女士是一名银行职员，今年48岁，非常注重自己的身体健康，每年都会定期体检。之前每年进行乳腺彩超检查，均发现左乳多发结节，体检医生告知李女士，这些结节良性可能性大，只需要定期复查即可。然而，今年体检复查乳腺彩超，李女士却被告知左乳有一结节不太好，建议到医院里详细地检查一下。李女士立即到医院进行了乳腺彩超、乳腺X线摄影以及乳腺MRI检查，并做了左乳肿物穿刺活检，经病理确诊为乳腺癌，医生建议李女士进行乳房全切手术，李女士惊讶之余也很困惑，自己可不可以保乳呢？究竟哪种手术方式最适合她呢？

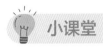
小课堂

1. 乳腺手术方式

乳腺肿物切除活检术指单纯切除肿瘤，并在术中进行快速病理检查，一般针对术前穿刺良性或者诊断不明确的肿瘤；肿瘤触及不明确和乳房钙化的患者，医生会在手术当天进行超声检查或者乳腺X线摄影定位。

保乳术？乳房全切术？如果诊断明确了乳腺癌，就要选择切除肿瘤保留乳房（保乳术），或者患侧乳房全部切除（乳房全切术）。

具体手术选择要根据医生的诊断，首先医生结合影像学检查结果和查体情况给出合理的建议，有些患者适合保乳并且能保乳成功，而有些患者不适合保乳手术或者在手术过程中发现肿瘤范围广不能保乳，只能做乳房全切。保乳术和乳房全切术都是安全的治疗方式！保乳术后必须进行放疗，全切术后在符合相关情况的时候也需要放疗，也就是说"保乳必须放疗，全切也有可能需要放疗"。

保乳手术中一般会放入标志物，是一种钛金属做成的小夹子，是为了在术后放疗中对肿瘤更好地定位，以后不需要取出，也不会影响患者进行 MRI 检查。但是，是否需要化疗（有可能出现脱发、呕吐等严重不良反应等）是根据术后病理结果的情况定的，与手术方式无关。医生会给出建议，患者可参考医生建议自己决定。

2. 腋窝是否也需要手术

大部分乳腺癌患者不仅乳腺要进行手术，腋窝也需要手术。腋窝手术分为以下两种。

一种叫前哨淋巴结活检，主要针对术前的检查不考虑腋窝转移的患者，取出几个经染料染色的腋窝淋巴结，术中进行快速病理检查。若术中病理提示腋窝淋巴结转移，则需要进行腋窝淋巴结清扫；若术中病理未提示淋巴结转移，则不清扫。

另一种就是腋窝淋巴结清扫，术前检查若考虑腋窝淋巴结转移，则术中直接行腋窝淋巴结清扫，不建议患者自行选择手术方式。

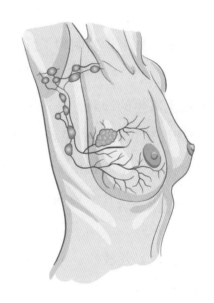

3. 要不要做整形

有些患者不接受一侧没有乳房的情况或者希望保持自己的美丽和自信，那么我们有一个选择——乳房再造！我们开展的主要是以下几种方式：术中即刻假体再造；术中放置组织扩张器，进行适当的组织扩张后，二次手术置换成假体；利用自体组织（如背阔肌）术中即刻乳房再造。其他特殊方式若符合，医生会特殊说明。整形对预后没有负面影响！但整形术后，大部分人双侧乳房对比会有一定差距，不完全对称。

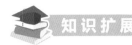

知识扩展

1. 哪些患者可以选择保乳手术

临床Ⅰ、Ⅱ期的早期乳腺癌。肿瘤大小属于 T_1 和 T_2 分期，且乳房有适当体积，肿瘤与乳房体积比例适当，术后能够保持良好的乳房外形的早期乳腺癌患者。对于多灶性乳腺癌，若病灶位于同一象限，也可以尝试进行保乳手术。

临床Ⅲ期患者（炎性乳腺癌除外）。经过术前治疗降期后达到保乳手术标准时也可以慎重考虑。

2. 术中快速病理无法定性，术后需要二次手术的情况

有些患者的肿瘤病理学形态特殊，术中病理可能不能明确，那么在切除肿瘤后只能等待下一步的术后病理，等待术后病理结果明确后再决定是否需要第二次手术。

术中快速病理提示良性的，术后病理也有可能诊断恶性。保乳患者术中病理提示切缘没有肿瘤细胞残留，但术后病理诊断有肿瘤细胞残留的。前哨淋巴结活检术中未提示转移癌，但术后病理诊断淋巴结转移癌的，可能需要第二次手术。

 误区解读

1. 保乳手术影响生存率

大样本研究证实，早期乳腺癌患者接受保乳治疗（包括保乳手术和术后的辅助放疗）和全乳切除治疗后的生存率及远处转移的发生率相似。

2. 保乳手术比乳房全切的复发率高

同样病期的乳腺癌，保乳治疗和乳房切除术后均有一定的局部复发率，前者 5 年局部复发率为 2% ~ 3%（含第二原发乳腺癌），后者约为 1%。保乳治疗的患者一旦出现患侧乳房复发仍可接受补救性全乳切除术 ± 乳房重建，且仍可以获得较好的疗效。

3. 保乳手术会导致患者淋巴水肿

有些保乳患者在放疗后或者手术后会出现皮肤水肿，这是由于手术或者放疗引起了乳房皮下淋巴管堵塞。而上肢是否会出现水肿，主要取决于是否清扫了腋窝淋巴结，清扫腋窝淋巴结的患者中 10% ~ 30% 可能会出现上肢水肿，需要注意保护。

微创手术和开放手术
——泌尿系统手术的选择方法

"医生，请您赶紧给我做手术吧，做完手术我这病是不是就彻底好了？"

"医生，我这个手术是不是一天也不能等了？"

"医生，您看他这个病都转移了还能做手术吗，做手术会不会走得更快？"

"微创手术是不是损伤很小？"

这些都是患者和家属经常咨询的问题，其实泌尿系统肿瘤的手术治疗大家并不陌生，但是对于手术的理解往往存在一定的偏差。

小课堂

1. 什么是泌尿系统的手术治疗

对于包括泌尿系统肿瘤在内的大多数实体肿瘤来讲，手术治疗往往是首选的治疗方法。根据治疗的目的，恶性肿瘤的手术治疗分为根治性手术和姑息性手术两种：根治性手术目的是将肿瘤彻底切除，手术后体内已无肿瘤残留；而姑息性手术无法将肿瘤彻底切除，术后体内仍有肿瘤残留，其目的是防止肿瘤危害生命和对机体功能造成影响，消除某些难以耐受的症状，改善患者的生活质量。

对于早期泌尿系统肿瘤来说，手术治疗可以将肿瘤彻底切除，达到根治的目的；对于晚期泌尿系统肿瘤来说，手术治疗有时候可以延长患者的生存期，有时候仅用来改善患者的生活质量。例如，对于转移性肾癌，将原发病灶进行切除的减瘤手术可以使患者生存获益；对持续性肉眼血尿的转移性膀胱癌患者实施膀胱切除手术可以治愈肿瘤病灶出血，改善患者的贫血症状；对于晚期前列腺癌患者来讲，则需要参考具体情况，如果转移病灶少，可以对原发灶进行切除，从而改善患者预后，而对于多发转移的患者，手术切除原发灶无法延长患者的生存期，只会徒增患者痛苦，因此往往不建议进行前列腺切除手术，但如果患者伴有严重的排

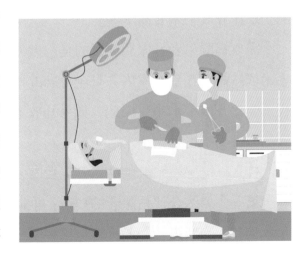

尿困难，且身体条件允许，可以进行经尿道前列腺电切术来解决排尿困难的问题，从而改善晚期前列腺癌患者的生活质量。

2. 如何选择微创或开放手术

我国泌尿外科的手术已经进入了微创时代，大部分传统的开放手术已经被腹腔镜手术或机器人辅助腹腔镜手术所取代，二者肿瘤控制效果相当，微创手术具有切口小，患者恢复快的优点，摄像头可以使主刀和助手同时看到手术区域从而便于配合，提高手术效率，此外，其放大作用可以使手术操作更加精准。

目前除了机器人手术外，大多数腹腔镜微创手术的治疗费用在医疗保险报销范围之内，因此只要患者具备微创手术的条件，泌尿外科医生一般建议患者选择微创手术进行治疗。但是腹腔镜手术并不能完全替代开放手术，比如在肾肿瘤破裂大出血需要急症手术处理的情况下，开放手术必不可少；同一部位已经进行过多次手术的患者由于手术区域严重粘连并不适合腹腔镜手术，这时开放手术也是此类患者的首选手术治疗方式。此外，微创手术过程中需要向腹腔内持续注入二氧化碳气体保持一定的气腹压力，对患者心肺功能的要求比开放手术要高一些。

需要提醒患者和家属注意的是，微创手术并不是小手术。微创手术依然需要在手术室内并且全身麻醉条件下进行，手术切除范围也不会比开放手术小。因此，如果开放手术是大手术的话，那么相应的微创手术也是大手术。

3. 什么样的泌尿系统肿瘤患者适合做手术

第一，要综合评估患者的病情：早期肿瘤患者需要进行积极的手术治疗；晚期患者需要进行包括多学科会诊在内的综合评估，评估手术的获益和风险，并结合患者和家属的意愿决定是否手术。

第二，绝大多数泌尿系统肿瘤患者的手术需要对患者进行全身麻醉。麻醉和手术对于患者来说是一个创伤和打击，也是对全身各个脏器的功能状态的一个考验。因此手术前外科医生会用国际上公认的体能状态量表，对患者进行身体状况评估并进行充分的术前准备，只有在身体状况允许的情况下才能进行手术治疗。

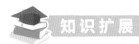

根治性手术切除肿瘤后会不会复发

肿瘤术后复发是一个比较复杂的问题。首先，不同的肿瘤生物学特征相差较大，比如早期肾癌根治术后很少复发，但是早期的膀胱癌在经尿道膀胱肿瘤电切手术治疗以后往往容易复发。其次，我们所说的根治性手术的目的是将肿瘤切除干净，具体指的是手术中将肉眼看到的肿瘤切除干净、术后病理标本检查证实切缘阴性的手术，但实际上体内可能残存少量肉眼无法发现的肿瘤细胞，例如有少数肿瘤细胞通过血管进入血液循环成为循环肿瘤细胞（circulating tumor cell，CTC），手术后大部分残留的 CTC 会受到免疫系统的攻击而被杀死，但在身体免疫力低下的状态下会增殖生长复发。目前 CTC 难以被监测肿瘤转移和复发的 CT 等影像学检查发现；此外，肿瘤本质上是一种基因病，即使根治手术后体内没有任何残留的肿瘤细胞，该脏器也可能会再次长出肿瘤。

误区解读

得了肿瘤后要立即手术

总体上来说，恶性肿瘤确诊后需要在规定的时间内进行尽早干预，不能耽误手术或其他治疗的时机。但需要解释清楚的是，尽早干预并不等同于立即手术，否则会给患者和家属造成不必要的精神压力。

第一，手术根据时限可分为三种类型：急症手术、限期手术、择期手术。限期手术适用于恶性肿瘤根治性治疗，手术时间在一定的时间限度内可以选择。限期手术前需要一定的准备时间来进行心理、生理准备以及手术前的各项检查、备血等各项准备。充分的术前准备非但不会耽误肿瘤的治疗，而且会增强手术的疗效。

第二，有些泌尿系统肿瘤手术前要进行全身或其他局部治疗，并不急于手术。例如，目前国际上普遍认为在身体耐受的前提下，患者在进行根治性膀胱切除术前要进行新辅助化疗，和单独的手术治疗相比，可以有效延长患者的生存时间；对于部分晚期前列腺癌患者来说，肿瘤体积大、分期晚，肿瘤与周围组织或血管粘连紧密，此时着急手术不容易成功，因此手术前要进行内分泌治疗，通过打针、吃药使肿瘤缩小后再做手术就容易成功，这样可以使患者获益；对于一部分合并有瘤栓的肾癌患者来说，手术前的靶向治疗可以使肿瘤缩小，瘤栓的级别降低，为手术的成功进行打下了较好的基础，最终延长患者的生存时间。

"大夫，请给我多留点儿胃"

李叔叔是个装修工，因为日常工作就比较繁重，所以自己一直说，这都省得锻炼身体了，自己从来也没生过病。近几个月，大便间断性发黑，但自己没太在意。近些日子感觉有些乏力、疲惫，明显影响了日常工作，才决定去医院查一查，结果一查发现贫血了，进一步查了胃肠镜，才知道自己得了贲门癌，需要住院手术。住院后，术前谈话时，医生告诉他，可能需要切除整个胃。家属很诧异，为什么瘤子长在一角，要把整个胃切掉？手术时，能给我多留点儿胃吗？

 小课堂

1. 什么是胃癌

胃癌是起源于胃黏膜上皮的恶性肿瘤。好发年龄在 50 岁以上，男女发病率之比为 2：1。胃癌发病有明显的地域差别，我国的西北与东部沿海地区胃癌发病率明显高于南方地区。

2. 胃癌该怎么治疗

手术治疗。大部分情况下胃癌患者可通过手术切除肿瘤。

化疗。用于根治性手术的术前、术中和术后，延长生存期。晚期胃癌患者采用适量化疗，能减缓肿瘤的发展速度，改善症状，有一定疗效。

靶向治疗。靶向治疗可针对性地损伤癌细胞，减轻正常细胞损害。

中医中药治疗。通过扶正固本等进行调补，能增强患者的体质、改善贫血、白细胞减少，提高生活质量。

支持治疗。旨在减轻患者痛苦，改善生活质量。例如纠正贫血、改善营养状态、心理治疗等。

其他治疗。例如胃癌的免疫治疗和基因治疗。

3. 哪些胃癌患者可以做手术

胃癌首选的就是手术治疗，若没有远处转移，没有侵犯到大的血管，没有侵犯到重要脏器，能够承受麻醉风险，应该考虑手术切除。尤其对于早中期胃癌，手术为首选的治疗方式。

4. 哪些胃癌患者不能做手术

伴有严重的心力衰竭或心肌梗死、半年内新发的脑梗死或脑出血等并发症的患者无法进行手术治疗。

胃癌晚期有远处转移或有腹水时患者不可手术治疗。晚期胃癌手术不但不能延长生命，改善生活质量，甚至造成消极影响。

5. 胃癌手术怎么做

根治性手术。原则为整块切除（包括癌灶和可能受浸润胃壁在内的胃的部分或全部），按临床分期标准整块清除胃周围的淋巴结，重建消化道。根治性手术根据肿瘤位置不同，分为根治性远端胃癌根治术、根治性近端胃癌根治术和根治性全胃切除术，分别切除远端 2/3 的胃、近端 2/3 的胃和整个胃。远端胃癌根治术常用的两种胃肠吻合方式为毕Ⅰ式吻合和毕Ⅱ式吻合。全胃切除后，使用空肠替代胃。

姑息性手术。原发灶无法切除，为了减轻由于梗阻、穿孔、出血等并发症引起的症状而作的手术，如胃空肠吻合术、空肠造口、穿孔修补术等。

根据微创程度及手术器械分为：开放手术、内镜下手术、腹腔镜手术和机器人辅助手术。

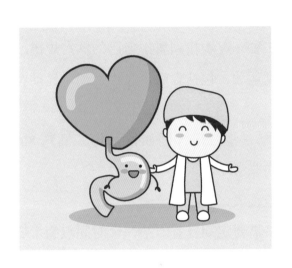

 知识扩展

1. 胃癌手术都有哪些并发症

胃癌术后的并发症分两大类，一类就是术后早期的并发症，另一类是术后晚期（长期）的并发症。和手术相关的并发症大都发生于早期，主要有术后吻合口出血、吻合口漏，术后出血除了发生于吻合口，也可以出现在手术创面。其他的一些早期并发症包括术后的肺部感染、尿路感染等。远期的并发症有倾倒综合征、营养不良、维生素缺乏、残胃癌等。

2. 胃癌术后怎么调养

很多人做完手术，都会关心怎么调养。那么，应该怎么做呢？

首先，在饮食上，讲究循序渐进，逐步恢复，形成自己的饮食规律。先进水，适应后，即可改为米汤等流食；适应后，再改为鸡蛋羹、大米粥等半流动饮食；逐渐恢复成普通饮食。这个过程，需要逐步去试探，患者的主观感觉是最佳的判断指标。但是部分人的饮食并不能恢复到生病前状态，尤其是全胃切除，单次饮食量会很少，可以少食多餐，逐步找到属于自己的饮食规律。

其次，适度运动，包括餐后消食性运动。运动有利于促进胃肠蠕动。

最后，改掉一些习惯，例如饮酒等，酒精 80% 通过胃来吸收，对胃的损伤非常明显。

3. 胃癌术后应该怎么复查更合适

胃癌术后，需要定期复查。第一个时间点为术后 1 个月。术后 1 个月可以查血常规、血生化、肿瘤标志物、腹部及盆腔 CT 增强扫描。术后 3 个月、术后半年、术后 9 个月检查内容大致同前。术后 1 年，可以增加胃镜检查选项。术后第二年、第三年可以每半年复查一次，项目同术后 1 个月。以后可以每年查一次。患者可以根据病情调整复查频率，不适随诊。

误区解读

1. 肚子不痛也不痒，就不可能是胃癌

胃癌症状多样，早期胃癌，可能无任何症状。另外，胃癌还可以以其他症状起病，如乏力、便血等。就像我们病案中的这位李叔叔。所以，肚子不痛也不痒，也有可能是胃癌。

2. 整个胃都切掉了，人就失去了消化食物的能力

全胃切除后，一般会使用部分空肠代替胃，可以担任胃的储存及研磨食物功能。所以，整个胃都切掉了，仍然会有消化食物的能力，只是被削弱了。

3. 胃切了就没事了，不用管了

虽然胃癌手术的治疗效果相对较好，但即使早期的胃癌通过规范的治疗也有一部分人会出现复发或转移，更何况那些中晚期患者，复发的概率就更高了。一部分胃癌患者在手术治疗后，需要进行化疗等治疗方式进行巩固。另外，所有患者都需要进行规律的随诊，以便及时发现复发的病灶，采取及时的治疗。

宫颈癌，手术这么做

宫颈癌是妇科三大恶性肿瘤之一，在我国发病率位居妇科三大恶性肿瘤之首。宫颈癌的主要致病因素是高危型 HPV 持续感染，随着 HPV 疫苗的逐步广泛接种以及宫颈癌筛查的普及，在欧美发达国家宫颈癌的发病率已经明显下降，晚期宫颈癌的比例也明显降低，但发展中国家的发病率仍然较高，晚期患者的比例也仍然偏高。

 小课堂

1. 得了宫颈癌还能够保留生育功能吗

标准的宫颈癌手术需要切除子宫，患者术后无法再生育，但是

近年来宫颈癌的发病呈现比较明显的年轻化的趋势，所以越来越多的患者在发现宫颈癌时还未完成生育。那么宫颈癌患者有没有可能接受手术治疗，既能够切除肿瘤，又能够保留生育功能呢？答案是肯定的，近年来的研究结果显示对于最早期的，也就是ⅠA1期、同时无脉管受累的患者可以仅接受宫颈锥切术，对于肿瘤直径小于等于2厘米的部分患者可以采用宫颈根治术的术式来保留生育功能。当然除了上述要求以外，还有其他一些严格的入选标准，比如患者生育功能正常且有强烈的保留生育的要求，病理类型为非特殊病理类型，没有淋巴结转移等。最后要强调的是，保留生育功能的手术可能会增加一定的复发风险，而且保留生育功能术后如何提高成功生育率也是目前需解决的问题。术后建议患者尽快完成生育，必要时需要辅助生殖技术的帮助。

2. 宫颈癌手术之后，为什么有的患者排不出尿

　　导致宫颈癌术后患者排不出尿是多因素的，目前主要原因为传统宫颈癌手术需要切除子宫以及宫旁组织，在这一过程中，不可避免地会损伤一部分影响排尿的盆腔内脏神经，从而导致患者术后可

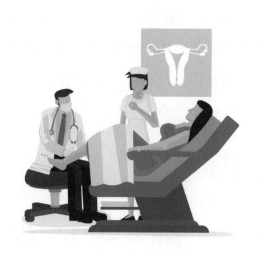

能出现排尿不畅、尿潴留，甚至需要长期导尿。针对这一宫颈癌术后常见并发症，近年来出现一种新的手术方式，即保留神经的广泛子宫切除，能够在基本保证手术切除范围的前提下，保留一部分盆腔内脏神经，使得患

者的排尿功能能够最大限度地得到保护，从而提高术后的生活质量。

3. 发现宫颈癌前病变之后为什么不能直接切除子宫

通过宫颈筛查发现了宫颈癌前病变之后，推荐的治疗方式是宫颈锥切术，然后根据术后的病理来决定进一步的治疗方式。很多患者，特别是一些老年患者经常会问，"我不做宫颈锥切术了，直接把子宫都切了行不行？这样不是更安全吗？"答案恰恰相反，这是因为宫颈癌前病变的诊断在宫颈锥切术前并不是最后的诊断，有少数患者在锥切术标本的病理中可能会发现宫颈浸润癌，这个时候就需要补充手术，而手术范围要根据宫颈浸润癌的期别早晚来决定，有些时候仅仅单纯切除子宫是不够的，还需要切除部分阴道、部分宫旁及阴道旁组织，但是如果切除了子宫，再想补充切除阴道、宫旁和阴道旁组织非常困难，而且损伤正常器官的风险也明显增加，这就导致这类患者的治疗效果明显降低，所以直接切除子宫是不可取的，是不安全的。

4. 根据肿瘤的分期来选择治疗的方案

宫颈癌治疗方案最主要是根据肿瘤的分期来选择。对于相对早期的宫颈癌，治疗多选择手术，部分可以选择放疗；而对于中晚期宫颈癌则不适合手术治疗，首选同步放化疗。很多患者会问"为什么不能做手术呢？""我做完放化疗还能做手术吗？"答案是放化疗就可以治好相当一部分中晚期宫颈癌（ⅡB期宫颈鳞癌患者治愈率可达80%~90%），不需要再做手术了。这是因为大多数宫颈癌对放疗很敏感，仅仅通过同步放化疗就可以达到治愈的效果，而这里放疗是要包括体外放疗和腔内放疗两部分，其中腔内放疗是将放射源直接放到宫腔或阴道内，作用于宫颈肿瘤的放射剂量很高，而子宫作为一种天然的屏障，可以明显降低周围正常器官的受照射剂量，从而减小副反应。只有相对早期的患者通过手术或者手术联合术后放化疗的方式能够达到治愈，如果中晚期的宫颈癌患者采用手术治疗，由于手术很可能无法切净肿瘤，而又切除了子宫这一天然屏障和腔内放疗通道，术后即使补充放疗，也无法达到很高的放射剂量，否则周围的膀胱、直肠等正常器官会出现严重的副反应，所以最终会导致肿瘤很快复发，而无法治愈。所以对于中晚期宫颈癌一定不要去选择做手术，而应该坚定的选择做同步放化疗。

知识扩展

宫颈癌手术中的前哨淋巴结清扫技术

宫颈癌手术除了子宫切除以外，绝大多数还包括盆腔淋巴结清扫，但是盆腔淋巴结清扫术后患者可能出现下肢的淋巴水肿或者淋巴囊肿，影响患者的生活质量。近年来的研究表明，一些早期宫颈癌患者可以选择采用前哨淋巴结技术，从而减少淋巴结切除的范围，降低术后的淋巴回流障碍，提高患者的生活质量。

误区解读

宫颈癌做完手术还要做放化疗，是因为肿瘤没切干净

宫颈癌术后放化疗并不代表肿瘤没切干净。当然也存在手术没有达到根治性切除必须补充放化疗的情况。但更多的情况是，患者

在做完手术之后，会根据术后的病理结果是否存在潜在危险因素来决定术后是否需要辅助治疗，如果有高危因素需要辅助放化疗，如果有中危因素需要辅助放疗。

带你了解化疗

每每谈到化疗，许多人首先就联想到呕吐、脱发、乏力，或者抵抗力下降，对化疗的不良反应谈之色变。其实，如果你能够粗略地了解化疗的原理以及不良反应发生的原因和预防处理原则，可能你就能坦然地面对化疗，最大限度地降低不良反应，从化疗中为肿瘤治疗争取最大的获益。

 小课堂

1. 什么时候需要化疗

很多患者往往谈"化"色变，其实化疗并非是晚期肿瘤患者的"专利"，在以下几种治疗模式中，化疗都扮演着至关重要的角色。

术前新辅助化疗。 大部分患者对于肿瘤治疗的第一反应是手术治疗，寻求外科帮助，以期达到根治的目的。但有相当一部分患者，在就医之初，病情就处于较晚的期别，直接手术治疗不只在手术难度上会给外科医生带来挑战，术后患者出现复发的风险也非常高，因此需要在术前进行化疗干预。新辅助化疗可以使肿瘤缩小，降低临床分期，进一步争取手术机会；同时由于化疗是全身性治疗，可以通过对潜在微小转移灶的控制，减少术后复发和转移的机会。在乳腺癌、食管癌、胃癌、结直肠癌等众多肿瘤的治疗中，新辅助化疗都是分期较晚的患者改善生存质量的重要治疗手段。

术后辅助化疗。即使是接受了根治性手术治疗的患者，也并非就"一劳永逸"了，部分术后病理分期较晚的患者还需要进一步行术后辅助化疗，原因和术前化疗基本一致，主要也是为了进一步杀灭肉眼和影像检查不能发现的残留癌细胞。对于大多数分期较晚的实体瘤（非血液系统的肿瘤）患者，术后辅助化疗都是重要的治疗手段，一般建议在术后 4 周左右、身体条件恢复的情况下开始。所以，对于术后已经恢复良好的患者，别忘了及时去肿瘤内科就诊，确保自己的抗癌之路是真真正正地告一段落了。

晚期 / 姑息性化疗。对于癌症晚期患者来说，治愈的目标已经很难实现，治疗目标是以控制疾病进展、改善生活质量为主。对于这一期别的患者而言，手术治疗在多数情况下并不能给他们带来寿命的延长，反而会造成身体的创伤，因此化疗就成为主要的治疗手段了。在这一阶段，治疗上与高血压、糖尿病等其他慢性疾病有着类似之处，患者往往需要持续接受治疗，随着病情的变化及时调整治疗方案，以期更好地实现更长时间的带瘤生存。而随着对肿瘤发病原因研究的深入，以及新的抗肿瘤药的研发，患者虽然失去了根治的机会，但也有包括乳腺癌在内的部分晚期肿瘤患者能够实现长期生存。

随着靶向治疗及免疫治疗的兴起，与传统化疗联合的治疗模式，已经成为目前肿瘤内科治疗的基本手段。因此无论是术前、术后或者是晚期患者的治疗，也不再局限于化疗，往往需要其他治疗手段的配合，进行综合治疗，以尽可能地彻底消灭癌细胞。

2. 化疗的种类和方法有哪些

化疗药物经过了半个多世纪的发展，已经形成了一个庞大的药物体系，从作用机制上可以分为烷化剂、抗代谢药、抗生素类、植物来源的抗肿瘤药及其衍生物、抗肿瘤激素类以及其他类型的化疗药，常用的较为广谱的抗肿瘤药包括紫杉醇、卡铂、顺铂、吉西他滨、多柔比星、表柔比星等。随着药物研发技术的进步，全新模式的治疗药物也逐渐应用到临床，抗体偶联药物便是靶向治疗和传统化疗融合的新型治疗手段。通过将化疗药物搭载到靶向的抗体之上，这类药物能够对癌细胞实现更为精准的打击，在降低对正常细胞影响的同时，进一步提高疗效。

化疗药物的用药方法以静脉滴注（也就是输液）最为常见，其次是口服给药，还有一些情况下会进行肌内注射、鞘内注射、动脉给药或者是胸腹腔内给药。而化疗药物往往也是联合应用，通过不同作用节点、作用机制的配合，强化对癌细胞的杀伤力。而在晚期患者的治疗过程中，如果肿瘤控制相对较为稳定，或者患者一般状况相对偏弱，那么口服的化疗药物往往是更优的选择。由于细胞生长存在着一定的周期，化疗药物代谢、机体的恢复也都需要一定的时间，因此化疗药物往往是间隔一段时间进行周期性的用药，常见的用药方案包括两周或者三周用药一次，也有小部分方案是每周一次的用药。

3. 化疗的不良反应有哪些

很多患者谈"化"色变，除了肿瘤这一疾病本身令人心生畏惧以外，化疗带来的剧烈恶心、呕吐等固有印象也是另一大原因。但在药物不断革新的今天，除了很少的高致吐方案，大多数接受化疗的患者的胃肠道反应已经能够很好地预防和控制，倒是一些其他的不良反应，往往会被大家忽视，这里就梳理一下化疗最常见的一些不良反应。

恶心、呕吐。大多数化疗药物都会影响大脑的中枢呕吐及外周呕吐通路，从而导致恶心、呕吐。但不同化疗药物的致吐性不一，不同个体的耐受程度也受年龄、性别等因素的影响，因此也是因人而异。此外，随着新型止吐药物的开发上市，目前对于胃肠道反应的预防和治疗已经相对比较成熟。

骨髓抑制。胃肠道反应往往会影响患者治疗的意愿，降低患者的生活质量。但对骨髓功能的抑制是化疗过程中更为凶险的不良反应。白细胞降低可能导致感染，血小板的减少容易导致出血，严重者甚至危及生命。因此用药结束后，患者定期检测血常规，也是治疗的一个重要组成部分。

脱发。脱发也是大家比较熟知的不良反应之一，究其原因，是毛发生长相对较快，对化疗的敏感性相对更高。但需要指出的是，并非所有的化疗药物都会有明显的不良反应如脱发，脱发一般也不

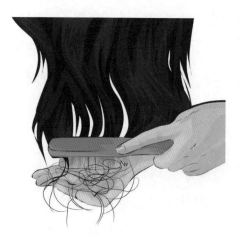

会在用药后立即发生，通常都是在几次的治疗后才发生。虽然目前针对脱发这一不良反应暂无有效的治疗手段，但这一问题本身是暂时性的，当化疗停止数月后，头发会慢慢恢复生长。

其他。口腔溃疡，腹泻或便秘，肢端麻木或末梢感觉异

常，皮肤色素沉着、发红、烧灼感等也是化疗药物常见的不良反应，而具体的不良反应的发生率以及特点取决于不同化疗药物。另外，化疗药物多数经由肝、肾代谢，因此肝、肾功能在治疗过程中往往也会受到影响，需要持续监测。

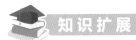 **知识扩展**

接受化疗患者常见的注意事项

避免感染，注意清洁卫生。对于接受化疗的肿瘤患者而言，外出时务必佩戴口罩，避免出入公共场所，对于出现骨髓功能抑制的患者，普通感冒也可能造成严重后果。此外，进食后清洁口腔及漱口，经常用肥皂洗手，勤沐浴，保持居家环境通风、干爽，也能够降低感染的发生。

饮食与生活。化疗用药后的5～7天，患者容易出现食欲减退、恶心、呕吐症状，进食应少量多餐，以高热量、高蛋白、清淡、温和的食物为主，避免生食以及过热、过冷、刺激性或高调味的食物。同时保持生活规律，睡眠充足，可以进行适当运动，姿势改变不宜过快，运动量不宜过大。出现脱发的患者可戴帽子、头巾或假发装饰，可使用温和的洗发水，避免刺激头皮。

用药和监测。患有高血压、糖尿病等慢性疾病需要长期用药的患者一般不需要停药，与化疗药物不冲突，但须避免同时服用抗肿瘤的中成药。出院后需要按医生指示定期化验血常规、肝肾功能，监测毒副反应的发生。出现高热、严重恶心、呕吐、腹泻、大便发黑、皮肤出现出血点等情形，应及时前往就近急诊就医。

放疗要规范精准

"刚发现得了肺癌，医生说我暂时做不了手术，我是不是没救了？""做完手术，主刀大夫让我去看看放疗科，是不是手术没切干净呀？""用放射线治疗？辐射会不会有害？""听说得了癌症，越放疗越重，还不如不治。"刚生病或者刚听说要去找放疗科，甚至头一次听说放疗科的患者，心中总是疑惑重重。而说到放射，我们常常想到做 CT 检查或者辐射，忍不住退避三舍。放射线是不是洪水猛兽，放疗是什么，肿瘤患者在什么时机应该寻求放疗的帮助？怎么样才能把放疗做好？今天我们就来聊一聊。

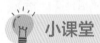 小课堂 ● ● ● ● ● ● ● ● ● ●

1. 我该不该做放疗

放疗是目前恶性肿瘤治疗的主要手段之一，它与手术治疗、药物治疗组成了肿瘤治疗的"三板斧"，有 70% 以上的肿瘤患者在治疗过程中需要放疗。放疗既可以单独使用，也可以和手术、药物治疗等协同起效，特别是在鼻咽癌、头颈部肿瘤、脑瘤、肺癌、食管癌、淋巴瘤、乳腺癌、直肠癌、儿童肿瘤和软组织肉瘤等肿瘤治疗中起着不可替代的作用，也越来越广泛地应用到了晚期患者的姑息性治疗中。

2. 该去哪里做放疗

　　放疗该不该做，该什么时机做，是一个非常复杂、专业的问题。事实上，放疗在手术患者的术前／术后、不能接受手术患者的根治治疗、晚期患者的局部姑息性治疗中，都能起到重要作用。而放疗的方案不是简单的一张处方，照方抓药就行了，它最终治疗决策与方案的确定，往往需要经验丰富的放疗科医师结合肿瘤的类型、肿瘤生长的范围、每一个患者的身体情况、以前接受的治疗方案等方方面面的信息，进行综合评价和分析。所以，我们说，放疗要选专业的医院进行规范化治疗。

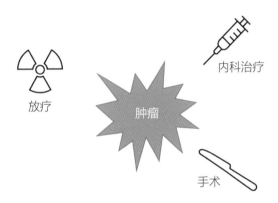

3. 放疗不是单打独斗

　　随着科技的进步，肿瘤的治疗早就不是某一种疗法单打独斗闯天下了，而是多学科、多模式合作型的综合治疗。很多时候，放疗科需要同外科、内科、介入科等进行多学科会诊，确定最有利的治疗方案。

4. 团队协作治疗有保障

　　尽管在看病的过程中，跟大家接触最多的是医生，但其实放疗是一个非常需要团队合作的过程，在我们与癌症的斗争中，放疗治疗团队有医护人员的冲锋陷阵，更少不了物理师、治疗师的团结协作。

放疗相比于其他治疗方式，前期准备时间比较长，首先需要进行定位，之后由医生进行靶区勾画，由物理师进行计划设计，最后才能交由治疗师实施治疗。这个过程如同建造一栋大楼，须得先由医生选址、规划，再由物理师进行图纸设计，最后交由治疗师施工建造，每一个步骤都需要谨慎的规划、复杂的计算和严格的质量控制，才能达到精准治疗的目的，尽可能使更多肿瘤细胞接受足量照射，同时使更少正常组织细胞受到损伤。放疗选择专业的医院，治疗方案更合理，治疗的精度有保障。让久经沙场、合作默契的队伍为肿瘤患者的放疗保驾护航。

5. 团战需要坚甲利兵

我们前边提到，放疗需要很多的步骤，而每一个步骤中，都离不开高精尖的硬软件设备。定位需要专用的三维甚至四维模拟定位机，图像存储和传输需要稳定的服务器，计划制订需要放疗计划系统（TPS），计划验证需要蒙特卡洛算法程序，治疗需要直线加速器和图像配准装置，每一步，需要的都是精准度极高的医之重器。

专业的医院，往往配备有先进的硬件设备、顶配的软件程序和完善的定期检验制度，确保精准放疗精准到位。

6. 放射线是一把双刃剑

早在 20 世纪初期，欧洲国家的部分医生就发现，利用天然放射性核素可以治疗皮肤癌，但由于机制不明、效果有限，又有辐射的危害，所以并没有被广泛应用。随着科学技术的发展，在科学家们的不懈探索中，人们逐渐了解到放射线的穿透力、细胞杀伤能力，并逐步将它用于临床。

放射线就像是很多小"子弹"，如果把骇人听闻的核辐射比作不长眼的枪林弹雨，那放疗就是将子弹入膛，将有害的射线"锤炼、驯化"，锻造成杀灭肿瘤的神兵利器，然后瞄准需要治疗的区域，对身体的正常组织损伤较小，特别是离照射区域比较远的组织。当然，肿瘤周围的正常组织不可避免地会受到照射，产生一些治疗相关的副反应，如放射性皮肤反应、放射性食管炎、放射性肺炎等。如何能更好地使用这把剑呢？答案自然是更好的"执剑人"。

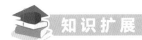 知识扩展

1. 放疗患者身上有辐射吗

在常规放疗的过程中，射线会由治疗室中的直线加速器产生，当机器开始运作时，患者会接收一定量的射线，当机器停止工作后，射线也随之消失。患者本身并不携带放射源，不会辐射周围的人。

2. 传统放疗和放射性粒子植入有何区别

传统的放疗即外放疗，是目前肿瘤放疗最常用的一种模式，属于体外照射，是指放射源位于体外一定距离，集中照射人体某一部位。外放疗广泛应用于头颈部肿瘤、食管癌、肺癌、脑瘤、淋巴瘤、直肠癌等的治疗。

放射性粒子植入，是将放射性粒子植入到人体组织中，对肿瘤组织进行长期持续的放射性照射，属于内放疗。与外放疗相比，其针对性强、作用持续且对体内正常组织损伤小，但其辐射距离短，

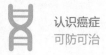
且需要经管腔、属于有创操作，应用范围有限，多见于前列腺癌、宫颈癌等。

 误区解读

身体的一个部位一辈子只能做一次放疗

根据临床需要，结合既往放疗的部位、剂量、间隔时间，同一个部位是可以考虑进行二程放疗的，但需要权衡治疗的获益和再次放疗相关的不良反应。

正确认识中医在肿瘤治疗中的作用

李阿姨因乳房肿块就诊，确诊乳腺癌，医生建议先做化疗，之后再择期做手术。李阿姨50岁，平时身体不错，无明显不适感觉，但是化疗后出现了严重的乏力，四肢怕冷，恶心、便秘、食欲减退，中度白细胞降低，对症止吐药效果不理想，使用重组人粒细胞刺激因子注射液后四肢关节疼痛明显。随后李阿姨采用中西医结合的治疗方式，化疗用药间歇期开始服用中药。服药一周后，体力得到改善，继续用药，第二次化疗的不良反应，如恶心、食欲减退、便秘均明显减轻，白细胞降低幅度较前减少。由此可见，在化疗过程中，李阿姨配合中药治疗，不仅和西医治疗不冲突，还起到了"减毒增效"的作用，一方面减轻化疗不良反应，一方面改善了体力状态。

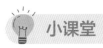

小课堂

1. 什么是中医肿瘤学

人类与肿瘤的斗争由来已久，我国早在殷商时代，甲骨文已有"瘤"的病名记载。经过千百年的发展，中医肿瘤学形成了比较完整的理论体系，经过不断实践取得了许多宝贵经验。中医肿瘤学是应用中医理论分析肿瘤性疾病的病因病机、临床特点、辨证论治规律以及预防、康复的学科。中医肿瘤学有整体观、动态观、辨病辨证相结合、杂合以治的特点。

2. 中医肿瘤学的特点

整体观。整体观是中医理论体系的主要特点之一，认为人体是一个有机的整体，并会受到自然环境与社会环境的影响。中国人常说"天人合一"，即人与外部环境是有机关联的整体。气候、地形、地理位置等自然环境，与人体的生长发育和疾病的产生发展有密切联系；政治、经济、文化、婚姻等社会因素也时刻影响着人体各种心理情绪活动、生理功能和病理变化。同时，人体五脏六腑之间，皮肤、肌肉、筋骨、血脉、五官等与脏腑器官也密切关联，这也就决定了中医分析、治疗疾病，不是头痛医头、脚痛医脚，而是从全局出发、整体把握。

动态观。中医强调肿瘤研究的动态观，即肿瘤的发生、发展是一个较复杂的过程，在其不同阶段有不同的临床特点和疾病机制，人体正气和疾病邪气的力量对比，痰饮瘀血等病邪的性质分布也都是处于动态变化之中。因此中医学注重分析肿瘤在不同发展阶段的变化特点，抓住每个阶段疾病机制变化的关键，从而精准合理地运用中医药方法治疗肿瘤。

辨证与辨病。辨病是指按照现代医学的疾病名称，整体把握某个肿瘤疾病的生物学特性和发展变化规律，大家对此比较熟悉。辨证是一个中医术语，是指辨识肿瘤患者疾病发展过程中某一阶段的机体功能特点，认识该阶段的生理病理变化规律。简单举个例子，张大爷和王大爷同时患了感冒，张大爷出现非常怕冷、低热、头痛、无汗、关节酸痛、鼻塞流清涕等症状；而王大爷表现为高热、稍稍怕风、有汗、咽喉肿痛、咳黄黏痰、口干渴。二人辨病都是感冒，辨证则是张大爷为风寒感冒，王大爷为风热感冒。

肿瘤作为一类难治性疾病，种类多样、病情疑难复杂，不同部位的肿瘤、不同病理分型的肿瘤，临床表现各不相同。因此中医在治疗肿瘤的过程中，一方面需要结合现代医学的研究成果，从疾病出发，把握不同病种的特点，另一方面更需要发扬自身辨证论治的优势，不拘泥于辨病治疗的单纯西医思维，注重在辨病的基础上仔细辨证论治，以辨证为主、辨病为辅，这样才能灵活应对肿瘤患者不同阶段的病情变化。

杂合以治。所谓杂合以治就是运用中医理论的辨证观点和整体观念，根据不同类型肿瘤、不同阶段的特点，合理地运用中医的各种治疗手段，如口服中药汤剂、中药外敷、艾灸、针刺、按摩等，促进患者体内阴阳失衡状态的恢复，提高生存质量，延长生存时间。

3. 中医对肿瘤病因的认识

中医认为肿瘤的病因主要有以下几点。

正气内虚。中医学认为，机体正气的盛衰，决定了疾病的易感性和倾向性。从肿瘤的发病来看，其与个人体质有密切的关系：当人体"正气存内"（免疫功能正常）时，体内阴阳平衡、脏腑功能协调，即使有致病因素侵袭也不易发病；当人体正气不足、脏腑功能失调时，邪气便有了可乘之机，这是肿瘤发生的重要原因。元代名医朱丹溪秉承《黄帝内经》的辨证思想，在其所撰的《活法机要》中指出的"壮人无积，虚人则有之"，就是这个道理。

情志失调。我们常说七情六欲，就包括喜、怒、忧、思、悲、恐、惊这七种情绪变化，每种情绪与脏腑有着密切的联系。当情绪变化过于剧烈或持久存在时，就会使脏腑功能紊乱，经络气血不畅，郁结积聚于体内，为引发肿瘤提供了内在基础。追问很多肿瘤患者，都具有长期或者剧烈的急躁、易怒、悲伤、焦虑等不良情绪。现代社会压力大、节奏快的特点决定了，大部分患者的发病都有情志因素的内因。

饮食劳倦。饮食、工作、休息都是大家生活中常见的细节，我们常说"细节决定命运"，这句话形容日常饮食、作息对于肿瘤发病的重要性尤其贴切。饮食不加节制，或饥饱无常，或暴饮暴食，或酗酒无度，或嗜食辛辣、腌渍食品等，中医学统称为饮食失节，这些不良习惯，会对人体的脏腑功能产生不良影响，是诱发肿瘤的重要原因。中医非常注重适当的运动锻炼，对于机体维持正常功能的重要性。过度劳累、过于安逸都对身体不好，过犹不及。《黄帝内经·素问·宣明五气篇》记载的五劳所伤，"久视伤血，久卧伤气，久坐伤肉，久立伤骨，久行伤筋"，表明过劳损耗身体气血，也会导致正气不足。久而久之，可能引发痰湿、瘀血内生，进而诱发肿瘤。所以，改变不良生活习惯，调节饮食，劳逸有度，是养

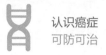
生、预防肿瘤的重要方法。

外感六淫。六淫指自然界中风、寒、暑、湿、燥、火六种外在病邪。外邪侵袭人体是诱发肿瘤的重要外因。特别是寒邪，易损伤人体阳气，寒邪内侵、羁留不去，影响人体的经络气血，日久成积。许多肿瘤患者患病以后，或者确诊以前，都有不同程度的怕冷表现，有的是不再能吃冷饮等寒凉食物，有的则是怕风、怕凉，不敢吹空调，或者冬季添衣加被远胜常人。这些都是人体阳气不足，寒邪内生的表现。

 知识扩展 ///

中医药治疗肿瘤简要介绍

扶正固本法。肿瘤属于一种慢性消耗性疾病，使用扶正固本法、补益气血、扶助正气，是抗肿瘤治疗最常用的方法，能够加强机体对抗病邪的能力，在抗肿瘤的持久战中力求主动，为进一步的治疗提供基础，正所谓"养正积自除"。常用的中药有：生地黄、黄芪、人参、龟板、附子、女贞子、补骨脂、鸡血藤等。同时在中药治疗的同时也可以进行食补，如化疗期间易出现白细胞低、贫血等问题，在饮食上可以适当多补充些补血的食物，如菠菜、动物肝脏等，还可吃些健脾的食物如薏米粥等；若在放疗期间，可多补充些滋阴生津的食物，如芦笋、蜂蜜、银耳等，食药结合，有利于身体恢复。

疏肝理气法。肿瘤发生、发展过程中，体内气机往往运行不畅，当行不行、宜升不升、该降不降，造成体内水液和血液的运行障碍，进一步诱发其他病理产物。所以理气药在肿瘤治疗中的地位十分重要，现代药学研究证明，理气药既能抗癌，又能改善肿瘤造成的身体的多种不适感觉，常用药物如青皮、陈皮、枳壳、香附、木香、大腹皮、厚朴、九香虫、旋覆花等。

活血化瘀法。王清任在《医林改错》中写道"肚腹结块，必有形之血。"意思是腹内有形的包块，大多是由瘀血导致的。结合临床来看，大部分肿瘤患者在不同阶段，都不同程度存在瘀血情况，表现为皮肤黯黑、粗糙、起皮屑；固定部位疼痛，以刺痛为主，日轻夜重，唇舌发紫、舌体上有瘀斑等。活血化瘀方法临床极为常用，此法不但能消散瘀血，在一定程度上还可以缓解由于瘀血所导致的疼痛、发热、出血等，常用的药物有：丹参、红花、桃仁、当归、赤芍、郁金、元胡、乳香、五灵脂等。

温阳散寒法。前面提到过阳气不足是肿瘤患者的常见类型，所以提升体内阳气，使之有能力与性偏阴寒的肿瘤相对抗，还能改善患者畏寒怕冷、浑身乏力的情况，常用的药物有附子、肉桂、干姜、吴茱萸、细辛、补骨脂、肉苁蓉、淫羊藿等。有条件的患者可结合适当的运动，"动则生阳"，通过适当运动、晒太阳的方式来补充阳气，适量为宜，切勿过量。

软坚散结法。古人观察到体表的有形结节、肿块，坚硬如石，其中包含很多良恶性肿瘤在内。对于这类肿块，采用软坚散结法有一定效果，常用的药物有：鳖甲、龟板、海螵蛸、海浮石、牡蛎、地龙、夏枯草、半夏、莪术等。软坚散结法一般不单独运用，与其他治法相结合，可增强抗肿瘤的效果。

化痰除湿法。痰湿凝聚是肿瘤发病的基本机制之一，元代医家朱丹溪云："凡人身上中下，有块者，多为痰"，意思是人体上下、内外出现的包块、结节等，大多由于痰湿结聚所致，所以在临床肿瘤治疗中也常用化痰除湿法。常用的药物有：瓜蒌、皂角刺、半夏、山慈菇、陈皮、白芥子等。

以毒攻毒法。肿瘤无论由于何种原因形成，病程久则癌毒积聚体内，临床常采用有一定毒性的药物来治疗肿瘤，即为"以毒攻毒法"。常用药物有：蜈蚣、斑蝥、全蝎、山慈菇、干蟾皮、木鳖子等。此类药物在临床使用中，大多经过炮制来减轻其毒性，这样既能治疗肿瘤又能减少其不良反应，而且必须在有经验的医生指导下才能使用。

 误区解读

西医治疗的同时，不能配合中医治疗

中医肿瘤科医生必须了解西医治疗的理念与主要方法，所采用的中药治疗和西医现有治疗"不打架"。实际上，中医治疗适用于肿瘤患者治疗的全过程，在不同阶段都可以发挥自己的作用。比如，胃肠肿瘤术后患者，胃肠功能差的情况非常普遍，常常出现排气少、腹胀、便秘、胃排空障碍（又称胃轻瘫）、恶心、呕吐、食欲减退等情况，配合针灸、按摩、中药外敷等非药物疗法可以有效促进胃肠功能恢复。晚期肿瘤患者可以采用中医药为主，稳定生活质量为主要目标的缓和医疗，改善患者体力、情绪，减轻疼痛、发热、肠梗阻等并发症，改善患者生活质量。所以说，中医药应该全程参与肿瘤治疗。中医治疗具有个体化优点，从患者体质和症状的实际情况出发，针对患者病情特点，契合精准医疗的思路，制订适合不同患者的治疗方案，以求达到最佳的临床疗效。

聊一聊介入治疗的"十八般武艺"

大家都知道生病了要去医院看病，我们通常习惯于什么部位的毛病就找相对应的科室，总体上无外乎内科或者外科治疗，往往忘了还有介入治疗。内科是通过药物来治疗病痛，外科是通过手术切除局部病变组织来达到治疗的目的，而介入治疗介于内科与外科之间，既可以缓解内科治疗无法改变组织结构的窘迫，又可以避免外科治疗大刀阔斧的手术创伤，已成长为与内科、外科鼎立的三大临床治疗手段之一。

 小课堂

1. 什么是介入治疗

介入治疗是指在医学影像设备，如数字减影血管造影（DSA）、CT、MRI、超声等引导下进行的一种微创治疗。介入治疗分为血管介入治疗和非血管介入治疗，简单来说，就是在不开刀暴露病灶的情况下，仅在皮肤上做几毫米的微小孔道，或经人体原有的腔道，在医学影像设备引导下利用穿刺针、导管或其他介入器械到达病灶局部进行治疗或明确诊断。

肿瘤医院里常常会遇到有的患者不适合外科手术和放疗，内科药物也已耐药，仿佛已经失去了希望。这个时候，不妨到介入治疗科看看，介入治疗可以作为内外科的有益补充，使原来不能做的变得可以做，或使原来能做的变得更容易做、创伤更小。同时，介入治疗也是某些疾病的首选治疗方法，是某些急症的急救手段。

介入治疗因其创伤小、恢复快、见效快、可重复性强等特点已得到越来越广泛的应用，也在肿瘤治疗领域扮演着举足轻重的角色。

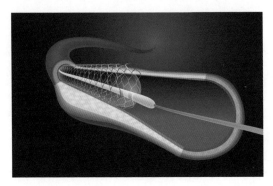

2. 介入治疗的"十八般武艺"

介入治疗有多种治疗手段，可概括为"灌""通""堵""修""融""取"。

"灌"，是指将各种药物通过导管或穿刺针灌注到病灶的供血动脉或组织内，实现精准打击，既可以提高病变组织内药物浓度增强疗效，又可以避免全身给药的毒副作用。如肝肿瘤的化疗灌注、椎体成形术中骨水泥灌注等。

"通"，是指当人体自然腔道（如血管、气管、胆管、消化道、输卵管等）因各种原因造成的狭窄或梗阻时，通过球囊扩张或支架植入等方式恢复其通畅性的技术。如发生心肌梗死或脑梗死时，病情十分凶险，我们通过球囊或支架及时开通闭塞的血管便可挽救生命，效果立竿见影。

"堵"，与通相反，是指对人体自然腔道出现的破口，如血管破裂、动脉瘤破裂、食管瘘等，实施封堵、闭塞的技术。如颅内动脉瘤破裂通常是致命的，我们可以通过精密的器械将其封堵，预防这一风险。

"修"，是指对人体各种不能进行开通、封堵或者开通、封堵无效的异常腔道进行修复的技术，如主动脉夹层、腹主动脉瘤腔内隔绝术、冠状动脉斑块旋磨、动脉血管准分子激光消蚀术等。

"融"，是指将消融针精准地插入到病变组织内部，在局部产生特定范围内的高温或低温，瞬间将病变细胞烧死或者冻死，以达到治疗的目的。如肝癌射频 / 微波消融、前列腺癌冷冻消融、甲状腺结节射频 / 微波消融、下肢静脉曲张射频消融等。

"取"，是指经皮穿刺病变组织取活检，经皮对体内异常积液、积脓引流，以及对腔道内的病变组织和异物取出的技术。如经皮肺结节细针活检术、经皮肝脓肿引流术、深静脉血栓抽吸术、血管内异物捞取术等。

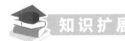 知识扩展

介入治疗的优势

定位准确。由于介入治疗的所有操作在医学影像设备的引导下进行，相当于给了介入医生一双"透视眼"，医生从体外就能够清晰地看到病变位置，从而精准地插针或插管到病灶局部进行治疗。

创伤小、术后恢复快。介入治疗属于微创治疗，只需要局部麻醉，治疗过程患者全程清醒，医生可以跟患者聊着天就把手术做了；术后皮肤或血管的创口仅为 1 ~ 2 毫米的"针眼"，最早术后

可即刻下床活动，一般情况下 8 小时以内可恢复术前水平，患者术后生活质量高，家属护理负担小。

见效快且疗效显著。比如出血的栓塞治疗，术后患者的出血立即停止，血压下降、血红蛋白减低等情况立刻就可以纠正；比如食管狭窄的治疗，术后患者马上就可以喝水，进食梗阻感立刻就可以纠正；比如肝血管瘤、子宫肌瘤的介入栓塞治疗，一次就可以治愈，创伤小、疗效佳。

可重复性好。一次介入治疗不彻底或者病灶复发时可通过同样途径进行多次治疗来加强疗效。比如中晚期肝癌的化疗栓塞需要平衡栓塞面积和残余肝功能的关系，往往需要进行多次介入治疗，临床上经常有做了十几次介入治疗的肝癌患者，拥有较高的生活质量且存活很长时间。

解决许多临床难题。介入治疗的发展为临床解决了许多难题，使原先不能手术或手术难度很大的疾病得到了简单有效的治疗。比如颈动脉海绵窦瘘，介入治疗应用之前需开颅手术，创伤大、手术难度大，而介入治疗可以简单采用可脱球囊或弹簧圈栓塞即可，效果立竿见影；还比如胆管癌引起梗阻性黄疸时，以往外科手术切除范围大、创伤大，或因为侵犯范围广而不能手术，而介入治疗采用很简单的经皮经肝穿刺术，放入引流管或胆管支架，便可轻松解决梗阻问题。

 误区解读

1. 介入治疗就是血管造影

介入治疗不仅是指血管内的介入治疗，还包括非血管的介入治疗，包括经其他自然腔道的介入治疗，比如食管支架植入术、胆道支架植入术等；还包括一些经皮的介入治疗，比如肿瘤消融治疗、放射性粒子植入术、经皮穿刺活检与引流等。

2. 介入治疗只是补充治疗

有些人认为介入治疗只是内科或者外科治疗的补充手段。实际上，介入已成为与内科、外科并列的第三大诊疗技术，它可以与其他学科联合应用以增强疗效；而在某些领域，介入已成为首选治疗方式，比如某些体内深部出血的急诊治疗、不可切除肝癌的治疗。

3. 内科、外科治疗无效后做介入就会起效

这个说法是片面的。当内科、外科治疗都已经试过效果不佳时，介入治疗可以作为一种新的治疗选择，但并不是说介入治疗一定会起效，需要严格把握适应证。介入在这种时候往往也只能作为一种姑息性治疗手段，可能无法拯救患者，但可以起到延缓疾病进展、减轻病痛的作用。

肿瘤对症支持治疗不等于放弃治疗

"你现在身体一般状态及各项功能指标太差，无法承受抗肿瘤治疗中所导致的不良反应及可能的并发症，目前只适合对症支持治疗，看身体状态能否有所改善后再行抗肿瘤治疗。"

"什么？医生，我们刚全身检查完确诊肿瘤晚期，还没开始抗癌治疗，你就让我们放弃？"

这是在肿瘤内科门诊常见的医患对话，从侧面反映出不少

患者及家属对"肿瘤对症支持治疗"这个词语不理解。在此，有必要向大家简单介绍一下什么是肿瘤对症支持治疗以及常见的对症支持治疗方式。

 小课堂 · · · · · · · · · · · · · ·

1. 什么是肿瘤对症支持治疗

许多癌症患者都会有疼痛、乏力、恶心、呕吐、咳嗽等肿瘤局部及全身性症状，以及检查化验结果的明显异常如白细胞减低、贫血、血小板下降、电解质紊乱等。这些肿瘤并发症在不同的癌症患者中不尽相同，但归根到一点，这些并发症具有潜在的生命威胁，是需要及时对症治疗的。许多肿瘤并发症早期如果不干预，会导致抗肿瘤治疗无法使用，从而拖延癌症患者的诊治，引起患者病情加重。

肿瘤对症治疗就是指用药物或者其他治疗方法来改善肿瘤患者的并发症，使患者可较好地接受后续治疗；也可以改善患者治疗期间的不良反应，减少严重不良反应的发生，保证抗肿瘤治疗的正常进行。

支持治疗是恶性肿瘤治疗的主要手段之一，是指针对所有肿瘤患者，为肿瘤诊疗全程提供支持治疗，包括缓解肿瘤本身及抗肿瘤治疗引起的各种躯体和精神心理的症状，主要包括肿瘤患者的营养支持治疗、镇痛治疗、心理干预治疗和身体功能康复治疗等多个方面。肿瘤患者的支持治疗是围绕在患者诊疗全程中的，而不仅仅是肿瘤终末期对患者实施的静脉营养输液治疗。目前在临床上，肿瘤支持治疗仍然极其容易被医生、患者忽视。

2. 常见的肿瘤对症支持治疗方式

镇痛治疗。疼痛是癌症患者常见的症状，须尽早控制。很多患者选择一忍再忍或是不规范的镇痛治疗，造成难治性慢性疼痛，从而导致患者食欲减退、营养不良、睡眠障碍、免疫力低下等，使得其在身体与心灵上承受了巨大痛苦。及时有效、彻底地控制癌痛，有利于癌症本身的治疗及提高患者生活质量，全面进行癌痛治疗将有助于延长患者的生存期。

止吐治疗。恶心、呕吐是癌症患者常见的不适反应，常常发生于放疗、化疗等抗肿瘤治疗后。患者不仅出现厌食及治疗依从性下降，严重者还会出现水、电解质紊乱及焦虑抑郁状态等严重并发症，因此积极治疗抗肿瘤治疗所致的恶心、呕吐具有重要意义。

心理干预治疗。肿瘤患者心理压力大，常出现焦虑、抑郁等情绪，甚至产生自杀念头，故一定要给予其正确的心理干预治疗。患者心理压力会导致抗肿瘤治疗效果差，除此之外，心理压力大时进食差、睡眠差，导致自身免疫力降低。肿瘤患者需要对癌症有正确认识，医务人员及家属及时正确的疏导可使患者舒缓焦虑和抑郁情绪，配合医生、护士进行治疗，有利于治疗和恢复。

营养支持治疗。肿瘤患者在抗肿瘤治疗中因不良反应导致进食减少或肠道吸收障碍，或肿瘤长期存在所致身体消耗，使得营养支持治疗至关重要。需要对肿瘤患者及家属澄清两个错误认知：一是肿瘤是饿不死的，患者在饥饿的状态下肿瘤依然可从身体获得养分。患者营养不良的情况下，自身免疫力会下降，抗肿瘤能力随之下降。二是很多肿瘤患者及家属盲目相信补品或保健品等，目前尚无充足证据证实这些补品或保健品的抗肿瘤作用。对于肿瘤患者，主要还是需要做好自身基础营养工作，即生理功能及日常活动需要的基本能量需求，在此基础上可以适度补充营养。

对于存在营养风险的患者，需要由专业营养师或医师制订营养治疗目标，即维持机体生理需要及活动所需的能量及蛋白质量，评价患者消化道功能，选择合适的营养干预手段。如果患者每日膳食摄入不足，应给予合理的膳食指导及饮食搭配。

此外，患者经常出现"想吃都吃不下"甚至"根本不想吃"的情况。当摄入不能维持正常营养需求及健康体重时，患者必须接受专业的营养支持，包括肠内营养支持及肠外营养支持。肠内营养支持是通过口腔进食、鼻饲管等方式，将高能量密度食品、肠内营养制剂等注入消化道内，从而代替日常饮食，或作为日常饮食不足的补充。当肠内营养不能满足机体需求时，建议在医生指导下，接受补充性肠外营养支持治疗。肠外营养，通俗讲就是不经过肠道消化，而直接由静脉注射进入身体。部分肠外营养支持，对放、化疗期间患者出现的严重不良反应，以及不能正常进食的晚期肿瘤患者，意义重大。

 知识扩展

行为疗法治疗

如果心理疏导无法明显缓解患者的心理问题，则需要行为疗法治疗甚至可行相应的药物干预。常用的行为疗法包括以下几种。

渐进性放松训练。训练患者随意放松全身肌肉，指导患者从手部开始，逐渐放松上肢、头部、躯干、下肢的肌肉，以消除紧张及焦虑，建立心情轻松状态。

音乐疗法。通过聆听、欣赏音乐，引起人体心理生理状态改变，产生兴奋或抑制的情绪反应，减轻肿瘤患者痛苦症状。

集体治疗。通过集中讲课和讨论，让患者之间相互沟通，帮助患者认识和克服心理问题，建立信心。

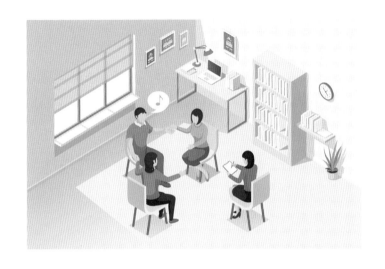

答案：1. B；2. C；3. ×

健康知识小擂台

单选题：

1. 不符合中医肿瘤学的理论观点是（　　）

    A. 人体疾病受到自然、社会因素影响

    B. 中医治疗肿瘤只有吃中药的方式

    C. 人体正气和疾病邪气的力量对比是动态变化的

    D. 辨病与辨证相结合

2. 不属于介入治疗特点的是（　　）

    A. 创伤小　　　　　　　B. 术后恢复快

    C. 可重复性差　　　　　D. 定位准确

判断题：

3. 微创手术创伤小，因此麻醉方式选择局部麻醉就可以。（　　）

治疗癌症，
要规范化
自测题

（答案见上页）

学会看病，
事半功倍

认识癌症
可防可治

在门诊或者体检过程中，发现肿瘤或者确诊肿瘤后，很多人就慌了神，不知道该如何进行下一步的诊疗，面对项目众多的检查项目和结果，也是如看"天书"，不知所措，那么如何学会看病，高效看病呢？第一，一旦发现肿瘤就应尽快去正规医院就诊，不要有病乱投医，尤其是不能听信虚假宣传广告，以免延误治疗。第二，一旦确诊为癌症，如活检病理或细胞学检查结果确诊发现癌细胞，最好能找专业团队会诊，制订治疗方案。如果是肿瘤早期，多采用单一治疗方法即可治愈，如外科手术治疗；有些肿瘤属于全身性疾病，如白血病或淋巴瘤等血液系统肿瘤就不适合手术治疗，应采用化疗；而中晚期肿瘤患者就需要多学科综合治疗了。肿瘤专科医院一般都有针对某种癌症的会诊中心，对肿瘤的分期及病理类型都已经明确的中晚期肿瘤患者，选择这样的会诊中心能够争取到合理的治疗方案和治疗时机。第三，到正规医院并经过专业团队会诊的患者，应尽可能遵从医生们的建议，而不要盲目根据自己的喜好决定治疗方法。

体检报告单上出现这些情况
需要到肿瘤科就诊

"我给我爸妈预约了体检，他们死活不去，最后生拉硬拽把他们拉去了体检，结果有几项指标升高，把他们吓得够呛。"

"我们单位有个同事前段时间体检发现肺部有个恶性肿

瘤，幸亏体检了，发现时是早期，及时治疗后，现在和健康人一样。"

以上对话可以说是人们对健康管理的两种认识，但不管是哪种，相信他们都是因为害怕患病而做出的两种不同的选择，前者害怕检查出问题而不敢检查，而后者是以积极的心态来对自己进行健康管理。到底检查报告单的哪些指标是需要我们注意的？

 小课堂

肿瘤标志物检查

普通体检主要包括血液检查（包括血常规、血脂血糖、肝功能和肾功能等）、超声检查、胸部 X 线摄影。对于 40 岁以下的普通人群做基本的筛查就足够；而高危人群需要在合理的间隔期内进行防癌体检。对于癌症筛查来讲，肿瘤标志物是最受人们关注的一项内容，由于它的名字，很多人会顾名思义，认为肿瘤标志物一旦升高就可能是肿瘤。其实它们仅有辅助诊断作用，大部分指标升高和癌症并没有很大的关系，这些肿瘤标志物升高都有何意义呢？

 知识扩展

常见的肿瘤标志物

1. AFP

AFP 存在于胎儿发育早期的肝脏和卵黄囊中，胎儿出生后不久即逐渐消失。因此妊娠 3 个月后孕妇的 AFP 会升高，7～8 个月达高峰（一般在 400ng/mL 以下），分娩后 3 周 AFP 恢复正常。

正常人 AFP 的检测值极低，当检测值明显升高时，有助于原发性肝细胞癌的诊断。目前常用于原发性肝癌的普查和早期诊断，提示手术切除是否彻底或复发，以评价治疗效果。每 1～2 月做动态测定，可避免假阳性或假阴性。

60% 的肝细胞癌、睾丸癌、非精原细胞的生殖细胞瘤病例 AFP > 1 000ng/mL。若孕妇血清 AFP 异常升高，应考虑胎儿脊柱裂、无脑儿、脑积水、肾变性、先兆流产等。

2. CEA

CEA 是一种具有人胚胎抗原决定簇的酸性糖蛋白，胚胎期主要在胃肠道、肝和胰腺等器官，出生后含量很低，是一种广谱的肿瘤标志物。参考值 < 5ng/mL。

CEA 的轻度升高常见于吸烟，妊娠期，心血管疾病、糖尿病、胰腺炎、肝炎等疾病；明显升高时也可见于结直肠癌、胃癌、乳腺癌、肝癌等恶性肿瘤。CEA > 8ng/mL，通常建议去消化系统科室就诊，比如胃肠外科。大量吸烟者，血清癌胚抗原亦可升高。

3. 糖类抗原 15-3（CA15-3）

CA15-3 主要是用于辅助诊断乳腺癌和卵巢癌。是一种与乳腺癌等恶性肿瘤相关的抗原，对乳腺癌和卵巢癌的诊断意义较好，但对乳腺癌早期敏感性不高。参考值 < 28U/ml。

升高：主要见于乳腺癌，转移性乳腺癌阳性率可达 80%；肝癌、结肠癌、胰腺癌、卵巢癌、宫颈癌、原发性肝癌也有不同程度的升高。

4. CA125

CA125 主要用于辅助诊断恶性浆液性卵巢癌、卵巢上皮癌，它与卵巢癌患者的病变大小密切相关。同时也是手术切除、化疗后疗效观察和判断有无复发的指标。其升高也多见于子宫内膜异位症、盆腔炎症、子宫腺肌病等炎症，对年轻人来讲，CA125 轻度升高往往和肿瘤没有关系，但如果大于 100U/ml 就要注意查找原因，当然除了相关疾病外，还有可能是怀孕。绝经后女性的子宫内膜异位症等炎症疾病会随着绝经消失，因此当 CA125 高于 50U/ml 时就要开始警觉。

女性绝经后 CA125 高于 50U/ml 就要看妇科，绝经前高于 100U/ml 要看肿瘤科，为什么？绝经期子宫内膜异位症、盆腔炎症、子宫腺肌病很多见，这些炎症都会导致 CA125 升高，所以年轻人 CA125 轻度升高往往和肿瘤没关系，但需要复查。但是绝经后的女性，子宫内膜异位症等都已经随着绝经消失了，这个时候 CA125 再升高，尤其是高于 50U/ml 就要警觉。

5. 糖类抗原 19-9（CA19-9）

CA19-9 在临床上被用于胰腺癌、胆道系统肿瘤、胃癌、大肠癌及卵巢癌等恶性肿瘤的诊断，但在慢性胰腺炎、胆石症、肝硬化、肾功能不全及糖尿病等良性疾病时也会出现假阳性。建议排除相关疾病，休息调整后复查，如持续升高，请门诊就诊进一步检查。

6. 糖类抗原 50（CA50）

CA50 和 CEA 一样，是一种非特异性的广谱肿瘤标志物，主要用于胰腺癌、结肠癌、直肠癌、胃癌的辅助诊断，其中胰腺癌患者升高最明显。

7. 细胞角质蛋白 19 片段抗原 21-1（CYFRA21-1）

CYFRA21-1 是诊断肺癌（非小细胞肺癌）的一项重要指标，在肺癌患者中明显升高，其他器官肿瘤如结肠癌、胃癌等仅轻度升高。

8. PSA

PSA 是目前唯一单纯靠抽血就能初筛肿瘤的标志物，50 岁以上男性，当以下指标异常一定要及时泌尿科就诊：① PSA > 10ng/ml；② PSA 4 ~ 10ng/ml，fPSA/tPSA < 0.15。

9. 鳞癌相关抗原（SCC）

鳞状上皮细胞癌抗原是从子宫颈鳞状细胞癌组织中分离出来的一种糖蛋白，是一种特异性很强的鳞癌肿瘤标志物，但敏感性较低。

SCC 升高：常见于宫颈癌、肺癌、头颈部癌。另外，肝炎、肝硬化、肺炎、肾功能衰竭、结核等病也会有一定程度升高。

误区解读

肿瘤标志物升高就意味着得癌了

体检报告中，肿瘤标志物轻度升高，不必过于紧张。一些炎症性疾病也会导致肿瘤标志物升高，例如月经期女性的 CA125 生理性增高等，所以肿瘤标志物在体检当中的应用意义并不像它的名字这么霸气可靠。值得注意的是，临床上也会发现少量患者已经明

肿瘤标志物
升高，就意味着
得癌吗

确诊断恶性肿瘤，但是肿瘤标志物并没有升高。真阳性率较高的是 AFP 和 PSA，而其他肿瘤标志物目前看来不是防癌体检的初筛手段。

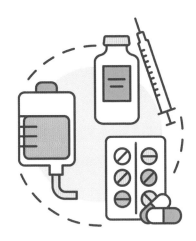

聊一聊该不该参加临床试验

"参加新药试验？不安全吧？我拒绝，您给我正规治疗吧！"

"我以前什么药都用过了，效果都不理想，花了很多钱，几乎绝望了，后来试了一种新药，效果特别好，还不用花钱，早知一开始就参加试验了！"

这是两位患者的讲述，都有一定的道理，也存在片面的理解，因此有必要向大家简单地介绍一下什么是新药临床试验，肿瘤患者又应该在什么时机、如何选择参加什么临床试验？

小课堂 ● ● ● ● ● ● ● ● ● ● ● ● ● ● ●

1. 什么是新药临床试验

　　新药临床试验实际上是一种医学研究，它一般经过精心设计，用以确认某种新的药物在人体使用是否安全、是否可以达到预期的治疗效果。临床试验的开展有利于医学的进步，往往也有利于患者获得更为先进的诊治手段。

　　临床试验通常分为 4 期，即Ⅰ期、Ⅱ期、Ⅲ期和Ⅳ期。其中Ⅰ期临床试验主要探索新药使用的安全性和药物代谢的特征；Ⅱ期临床试验主要评价新药对某类肿瘤的治疗效果；Ⅲ期临床试验主要通过与现有治疗比较，评价新药是否疗效更好或不良反应更低；而Ⅳ期临床研究主要观察和评价药物上市后在大量人群使用过程中的安全性。我们通常所说的新药临床试验主要是Ⅰ～Ⅲ期，属于新药上市前的临床研究。

2. 参加新药临床试验对患者有什么好处

　　新药临床试验的开展，除了能够促进医学的发展与进步外，也能够为有条件参加临床试验的患者带来更多的希望。

　　首先，新药临床试验给肿瘤患者争取到一种新的治疗手段。临床试验所开展的治疗往往属于当前最先进的治疗方向之一，代表了当前医学发展的较高水平，可能比现有治疗的疗效更好或者不良反应更低，新药的使用常常给肿瘤患者带来新的治疗希望，使患者获得可能比当前治疗更为先进而有效的治疗。一种治疗有效的新药从研发到上市并普遍使用，往往需要数年至数十年的时间，许多肿瘤患者根本没有机会等待如此漫长的时间，在药物研发阶段就试用固然存在一定的风险，但也有可能为患者提前争取到一种有效治疗的机会，而这种机会对于生命受到威胁的肿瘤患者往往至关重要。

其次，参加新药临床试验可以节约一定的医疗费用。大部分临床试验中提供的药物是完全或部分免费，有些临床研究还可以对检查费用进行适当的减免，一定程度上减轻了肿瘤患者沉重的医疗负担。开展临床试验期间，这些药物往往由原产厂家免费提供，一方面保证了药物的质量，另一方面也节约了患者大量的费用，这个费用甚至可以达到每人每年数十万元。

最后，参加新药临床试验的患者能够获得全面的医疗服务。一般有资格开展临床试验的医院往往专业技术力量雄厚、临床诊治行为规范；负责临床试验的医生也往往是相应专业的知名专家；严格的临床试验常常要求有相对固定的专业医生对患者进行诊治，这种诊治要求严格遵循医疗规范，要求医生严密监测患者的病情变化，要求医生长期随访患者的病情。经过临床试验后，患者往往会和医生发展为密切合作的"战友"。

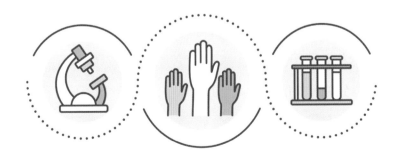

3. 怎么才能参加新药临床试验

（1）相应的临床试验信息可以通过医院、医生、病友或者网络获得，同时患者参加前还应该了解开展临床试验的医院是否具备相应的资格，只有获得国家药品监督管理局审核、人员资质和仪器设备均达到特定认可水平的医院才有资格开展新药的临床试验，也只有这样的医院才可能使患者的医疗和权益得到合法保障。

（2）临床试验并不是简单地把一种崭新的治疗方法轻易地用于患者，也不是可以随意取代现有成熟的治疗手段，上面两个患者的想法均存在一定的片面性。是否应该参加临床试验、在什么时候参加什么样的试验，应该事先充分地了解整个试验，认真地听取相关专家的意见，慎重地作出决定。

（3）并不是所有的患者都可以参加临床试验，要经过一系列的医学检查、并经过临床严苛的评估审查后，才能确定是否能够参加与之病情适合的临床试验。

 知识扩展

参加临床试验有什么风险

参加临床试验患者的权益会得到合法的保护。按照国家相关法律、法规的规定，正规的临床试验必须在完成了严谨的临床前研究、并且得到肯定的结论后才可以开展，必须经过国家药品监督管理局的审核并且获得批准，整个研究过程应当在专门的伦理委员会监督下进行，任何的风险会被事先告知。参加的患者有权利随时退出临床试验而不必承担任何责任。

当然，临床试验开展的治疗毕竟不是成熟的治疗手段，参加临床试验仍具有一定的风险。尽管在临床试验中使用的新药经过了成熟的临床前研究，但是在肿瘤患者中使用是否可以达到预期的治疗效果、这种疗效是否优于现有的药物、这种治疗是否会让肿瘤患者活得更长等，这些均不能得到百分之百的保证。另外，任何一种药物都有一定的不良反应，即便是最先进的新药也不例外，况且新药在临床使用的经验少，还可能会出现一些未能预料的不良反应，这些不良反应有时甚至是严重的。但是每一项严格的临床试验都要求主管医生对患者严密监测，做好周密的准备，积极处理任何可能发生的不良反应，尽力将各种可能的风险降到最低。

 误区解读

参与临床试验就是当"小白鼠"

临床试验新药对患者的效果虽然不是 100% 可预测的，但是，这不代表研究者把患者简单当成小白鼠。首先，药厂不会随意在患者身上试药，因为参与临床试验的成本是非常昂贵的，药厂对参与试验的患者的选择是慎之又慎，他们希望药物有效的心情，绝对一点不比患者弱。其次，参与试验的风险远没有大家想象的大。临床试验通常分为Ⅰ、Ⅱ、Ⅲ、Ⅳ期，越往后，对药物效果和风险理解越多，成功概率越高。因此，参与后期临床试验，虽然不保证有效，但不能说是盲目试药了。即使是风险最大的Ⅰ期临床试验，也是尽力保护患者的。也就是说，第一，药物用到患者身上之前，必须在各种实验动物中证明安全；第二，药物会从非常低的剂量开始测试，确定安全以后才会加量，不会一来就给患者用危险的

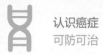

剂量；第三，由于政策法规，很多外国新药是已经在国外上市后，才开始来中国做临床试验，这样的临床试验风险在一定程度上是降低的。

术后疼痛，镇痛泵来帮你

刘哥长得五大三粗，可打小就怕痛，这回手术前，他最担心的就是术后疼痛问题，这不，伤口还没痛呢，先"头痛"上了。

小课堂

1. 什么是术后镇痛泵

术后镇痛泵，是一种液体输注装置，能使镇痛药在血液中保持稳定的浓度，从而实现充分的术后镇痛。

2. 术后镇痛泵有哪些作用

增加患者的舒适度；促进患者尽早恢复。

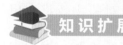
知识扩展

1. 术后镇痛泵有哪几种

术后镇痛泵可分成硬膜外镇痛泵和静脉镇痛泵两种。

2. 术后镇痛泵里面都有些什么药物

硬膜外镇痛泵常使用局部麻醉药、吗啡等药物；静脉镇痛泵则使用阿片类镇痛药，如：芬太尼、舒芬太尼、吗啡、地佐辛等。由于使用阿片类药物患者会产生恶心、呕吐等不良反应，所以，镇痛泵还常常加入止吐药：常用托烷司琼、昂丹司琼等。

3. 使用术后镇痛泵时，患者及家属该注意些什么

因为镇痛药物可引起呼吸抑制、嗜睡、恶心、呕吐、排尿困难、麻木等不良反应，所以，如果患者选择使用镇痛泵，应加强看护、及时询问患者是否有不舒服的感受。如果有，要向医护人员寻求帮助，并从精神方面安慰、鼓励患者。一般来说，镇痛药物用完以后，不舒服的症状会自行消失。

误区解读

1. 为了增加术后舒适度，所有患者都需要使用镇痛泵

不是的。术后镇痛泵只适用于中大型手术。对于损伤小、术后很早就能下地活动的患者来说，镇痛泵意义不大，选用其他镇痛方式就可以。

2. 术后镇痛泵会导致阿片类药物成瘾

阿片类药物成瘾是由药物滥用导致的。而术后镇痛泵里面的阿片类药物总量，非常有限，大可不必担心成瘾问题。

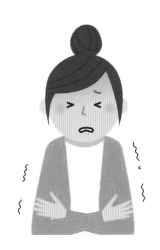

手术前后，你需要了解这些事

手术室场景一

护士：大爷您好，医生在您身上画的标记呢？怎么不见了？

大爷：嗨，我这不是昨天晚上洗澡给洗干净了吗？别说还真不好洗，我可劲搓才洗掉。

手术室场景二

护士：大姐您好，您涂口红了吗？化妆了吗？

大姐：是啊！一辈子能进几回手术室，我得好好化妆一下，我还想在门口自拍一下呢。

以上两种场景是一些医护人员在手术室的亲身经历，对于任何一位患者来说，手术室都是一种陌生的存在，手术之前需要做什么，哪些能做、哪些不能做，可能都不太清楚，那么今天我就和大家一起讲一讲手术前后的那些事情。

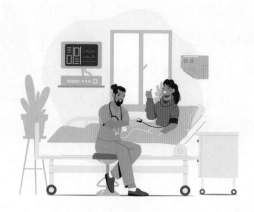

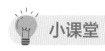 **小课堂**

1. 手术前我需要做哪些准备

　　术前准备是医、护、患三方根据患者的病情、手术方式、麻醉方式等制订个体化的措施，以优化手术方案、提高手术安全性、预防手术部位的感染等。手术前一般病房的护士都会做术前宣教，介绍一下术前具体需要做的事情，大概分为以下几种。

　　心理准备。患者进入手术室都会有恐惧、紧张情绪，手术前需要调整好自己的心理和情绪状态，对于手术相关内容有疑问时要及时寻求责任护士、管床医生的帮助，增加一些了解，学会深呼吸等缓解紧张情绪的方法。

　　身体准备。完善的术前准备能够提高手术的安全性和准确性，其中的身体准备就包括禁食禁饮、肠道准备（胃肠肿瘤患者）、手术区域备皮、呼吸锻炼（肺部肿瘤患者）等。当然了，不同类型的手术、不同手术部位甚至不同术者的要求都不一样，具体的准备需要咨询自己的责任护士或管床医生。如果患者有可摘除的义齿时一定要提前摘除、有活动的牙齿一定要告知手术室护士和麻醉医生。术前也需要同步摘除掉身上所有的首饰、发卡等金属物品，脱掉内衣内裤（仅穿病号服）等，将个人物品全部放在病房，以免接触部位皮肤发生压伤、电灼伤或者物品遗失。

　　其他准备。针对有其他病史的患者，比如高血压、糖尿病、心血管系统等基础疾病的，需要在术前调整并控制基础疾病，坚持规律口服抗高血压药、降糖药，控制饮食等，长期口服抗凝药物如阿司匹林等的患者也需要及时咨询管床医生，以确定停止服药时间符合术前要求，以增加手术的安全性。

2. 手术前我可不可以洗澡

为了避免术后的感染，并降低术后跌倒风险，手术后一般会禁止洗澡，因此很多患者愿意在术前晚上洗澡。对于肿瘤手术而言，从手术室角度来说，术前洗澡能够更好地清洁皮肤、有效避免术后感染，但是在洗澡时应注意以下事项。

不要清洗掉手术部位标识。为了保障手术患者的安全，杜绝手术错误的发生，手术前管床医生一般都会在患者手术部位画一个特定的标识符号，这个符号是为了准确标记手术部位、以便于手术当天手术室护士、手术医生进行手术部位核查，因此这个标识至关重要，所以在洗澡的时候一定不要将这个标识清洗掉。

预防感冒。另外一个需要注意的事情就是洗澡的时候要注意保暖，避免着凉导致感冒，一旦感冒发热有可能导致手术推迟、增加术后并发症概率等。

预防跌倒。肿瘤患者一般以中老年甚至高龄者居多，身体功能、日常活动能力可能不如年轻患者，特别是没有陪护的患者，洗澡时一定要注意预防跌倒，洗澡时最好告知同病室患者或责任护士，以做好防范。

3. 为什么不可以化妆

请手术患者不要化妆。因为脸部、唇部化妆后或者美甲后会影响手术期间的病情观察。在手术中，医生、护士会通过皮肤／黏膜的颜色来判断患者是否存在缺氧情况，一般情况下，正常毛细血管中去氧血红蛋白平均浓度为 26 克／升。当发生缺氧时，动脉血与静脉血的氧合血红蛋白浓度均降低，去氧血红蛋白浓度则增加，而当毛细血管中去氧血红蛋白浓度增加至 50 克 / 升以上时可使皮肤黏膜出现青紫色，我们临床称之为"发绀"。尽管手术期间有血氧监测，但是临床中医生、护士也会经常通过皮肤或黏膜发绀来辅助判断患者是否存在缺氧，因此任何脸部、唇部、指甲部位的涂抹化妆均会影响术中观察及监测。

 知识扩展

体内植入物（如钛板、钛钉、起搏器等）是否会影响手术

部分患者由于受过外伤或患有其他疾病，体内可能会有金属植入物、植入式机械泵、植入式耳蜗、助听器、金属义齿或者起搏器等，这类患者经常询问是否会影响手术、手术后这些植入物还能否正常使用。在手术过程中一般会使用高频电刀，高频电刀就是通过机器发出电流（频率大于 200kHz），电流经过电刀手柄流经患者身体，最终回到机器，形成闭环回路。而如果有体内植入物正好在电流经过的位置时，可能会出现植入物的发热、热损伤甚至灼伤、起搏器功能受损等。因此，如果有体内植入物的患者最好在术前咨询管床医生或者由手术室会诊，并根据植入物类型、手术方式、手术入路、电子外科设备等进行综合评估。有体内起搏器、内置式心脏复律除颤器的患者术前应咨询心内科医生评估起搏器情况，并参考厂家说明并给予指导意见或关闭除颤器。有助听器的患者术前应摘除助听器，以免电流损伤助听器。另外需说明一点，金属文身应视同为金属植入物，术前咨询手术医生或由手术室会诊。

X 误区解读

进手术室就是走一趟"鬼门关"

随着外科技术、麻醉生命监测技术、临床手术室护理质量的提高，以及新设备、新技术的引入越来越完善的术前准备，肿瘤外科手术的安全性越来越高，因手术或麻醉造成的患者死亡率极低！因此，当前的肿瘤外科手术的安全性有充分的保障，已经不再是过去进手术室就像走"鬼门关"那样令人生畏了，肿瘤患者在术前也大可不必因为手术的死亡率而感到恐慌。然而另一方面，这也并不意味着现在做手术是零风险，因肿瘤位置、手术方式及难易程度、患者体质差异等特定因素，肿瘤外科手术依然存在着一定的风险，因此，术前要有充分的术前准备、全面的病史评估、完善的术前检查、高超的手术技术，这也有赖于医患双方共同的努力。

术后出院，请收好这份护理清单

张阿姨，55岁，因肺结节入院，在胸外科行胸腔镜下肺部肿物切除手术。术后返家，家人一致认为做了这么大的手术，伤了"元气"，一定要静养加滋补。"伤筋动骨还得一百天呢，更何况切肺呢？"于是张阿姨安心保持着"患者"的角色，不能洗澡、不能活动、不做家务，连平时风雨无阻的广场舞也不去跳了。这样过了几个月，毛病反而多起来了。失眠、头晕、四肢乏力、食欲减退、便秘这些症状统统找上来了。咨询医生护士以后，张阿姨从散步开始，增加一些力所能及的家务，饮食以营养平衡为主，身体状况渐渐恢复到了术前水平。

小课堂

1. 如何处理手术切口

手术后切口愈合实际上是组织修复的过程。一般术后 7～9 天拆线。在整个愈合过程中，切口如有红肿、渗液、化脓等应及时就医，切口好转表现为红肿发紫、硬结消失，疼痛有所减轻。切口愈合良好，结痂自行脱落的情况下，拆线后 1 周左右就可以洗澡了。洗澡最好选择淋浴，注意不要用力摩擦揉搓切口，以免影响愈合。不宜使用刺激性浴液或香皂，仅用清水冲洗即可。

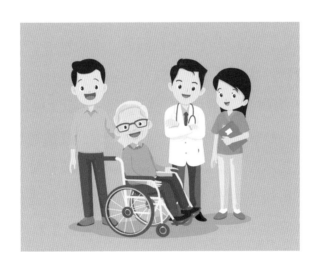

2. 出院后为什么要复查，多久复查

手术后，患者就要及时监测癌症是否复发或转移，癌症手术清除的只是已成形的肿瘤，术后定期复查能够及时监测癌症是否复发或转移，从而做出相应治疗。同时，复查还可以监测肿瘤治疗的不

良反应和患者身体康复状况。癌症复查周期应按照医生制定的时间表进行，主要取决于肿瘤类型、治疗方式和患者身体状况。不同的肿瘤其发展速度和复发率不同，因此复查周期也会有所不同。一般在手术后的前两年，应该每 3 ~ 6 个月去医院做复查。具体情况应遵医嘱。医生会根据患者的身体康复状况调整复查频率。

3. 胸外科手术后患者回家饮食注意什么

肺部手术后，饮食与术前相似，一般无特殊禁忌。可吃一些高蛋白质、高纤维、高维生素、低糖、低脂的健康新鲜食物。高蛋白质食物包括肉、蛋、奶、豆制品等，以提高免疫力，利于早日康复。高纤维素食物包括芹菜、韭菜等蔬菜，预防便秘。另外多吃新鲜食物，少吃人工精制食品。烹饪方式以蒸、烩、煮、炒、汤为主，尽量避免油炸、煎、熏等方式。

食管手术后，术后饮食须由稀到稠、细嚼慢咽、少食多餐。由稀到稠是指食物性状从流食到半流食到软食到普食。流食包括水、米汤、牛奶（不耐受者禁用）、豆浆等，半流食包括面片汤、藕粉、芝麻糊等，软食包括小蛋糕、烂面条等。普食就是我们常吃的普通食物，包括米饭、面条等。进食流食和半流食时，需要用小勺小口慢咽，不得谈话说笑，避免呛咳。进食软食和普食时应细嚼慢咽。食物种类尽量丰富，进食高蛋白质、高热量、高维生素、少渣、易消化饮食。但避免辛辣刺激性食物、油炸食物、大块黏性食物（年糕、香蕉等），避免进食过快、过量、过热、过硬。药片药丸应研碎溶解服用（肠溶片、缓释片严禁研碎），避免短期内药量过大。饮食要规律，每天三餐间可加餐两次，每次不宜吃得过饱，皮带不宜系得太紧，进餐后避免有低头弯腰的动作。进餐后不得平卧，要适当运动，促进胃排空。进餐时取坐位，不应卧位，以免呛咳。进餐后如果有胸闷、气短、发热等症状及时就医。平卧时需抬高床头至少30°，睡觉前2小时不进食，防止反流。

4. 出院后如何活动

恢复期的患者锻炼有两个目的。其一，可借机调节情绪，树立信心。其二，可增强抵抗力、改善体质，精神与身体锻炼相结合，促使患者早日康复。在锻炼过程中应结合病情选择适合自己的运动项目。要控制好运动量，负荷太大得不偿失，太小又达不到锻炼的目的。

测定负荷量方法如下：①根据心率来测定，一般锻炼时心率在95～120次/分较合适。应循序渐进，不能直接达到允许范围内最高值。若锻炼后次晨静坐心率不高于平时心率5次/分，说明运动量合适。否则就该做一些必要的调整。②根据呼吸测定，锻炼过程中呼吸最佳状态应是较日常加深加长，节奏稍快但还未紊乱，没有出现上气不接下气的现象。凭直觉判断首次锻炼应在感觉最舒服时停止，渐渐地日后锻炼时可练到虽感疲劳却不倦怠、精神畅快为止。切不可为了锻炼而锻炼。在锻炼过程中尽量保持心情舒畅，可做一些心理暗示。运动项目可以是多种多样的，可以选择散步、气功，也可练静功或太极拳。根据自己的兴趣、体力固定几项，持之以恒便会收到良好的效果。

 知识扩展

什么情况下应该随时复查

患者在定期复查的过程中，如果出现下列症状之一，应当随时去找医生，而不应该拘泥于定期复查的时间：①持续的疼痛，尤其总是在同一部位出现的疼痛；②局部肿块和肿胀；③难以解释的恶心、呕吐、食欲减退、腹泻或便秘等；④不明原因的体重下降；⑤持续的发热或咳嗽；⑥异乎寻常的皮疹或出血；⑦既往曾经出现过的任何症状和体征；⑧医生或护士曾提醒过的任何症状和体征。

 误区解读

出院后应该多给患者吃一些补品

　　燕窝是金丝燕用口水掺杂其他东西筑的窝。燕窝的本质成分就是金丝燕的唾液。干燕窝中含有 50% 的蛋白质、30% 的碳水化合物、10% 的水分以及一些矿物质。燕窝在加工过程中往往会使用大量亚硝酸盐，这些加工手段对人体健康不利。

　　鲜活的海参和泡发的干海参中蛋白质含量并不是很高，且海参的蛋白质是胶体蛋白，属于低质蛋白质，所以人体对海参的蛋白质吸收利用率不是很高，和鱼虾比较，并没有什么特殊的营养价值。海参中的皂苷仅对特定的癌细胞有抑制作用，其抗癌作用有待研究。

　　鱼翅的主要成分是胶原蛋白，但鱼翅中的胶原蛋白属于低质胶原蛋白，不利于人体吸收。任何蛋白质进入人体都要消化分解成氨基酸后才能被人体吸收，然后我们的身体再把氨基酸重新组成需要的蛋白质，不是吃胶原蛋白就能补充胶原蛋白，所以吃鱼翅没有美容养颜的效果。鱼翅中其他被认为有营养的多糖、软骨素之类的物质，并没有科学依据。

鱼翅是用野生鲨鱼的鳍加工而成的，为了保护濒危珍稀动物，在国际上，鱼翅已被禁止捕捞和销售。

长期吃某一种食物会影响食物摄入多样性，均衡饮食，全面营养补充才能提高身体免疫力。

出院随诊——为患者健康保驾护航

张先生很意外地接到外地自称某医院随诊工作人员电话，原以为是推销广告电话，细细听电话那端的工作人员说话，情况跟亲属真实情况完全相同。老岳父几年前在该医院做过肝癌手术，尽管老人前不久刚去世，但是张先生还是非常感动。

 小课堂

1. 什么是出院后随诊

恶性肿瘤病程一般可划分三个阶段，包括急性期、常规治疗期和治疗出院后的康复随诊阶段。康复随诊阶段的作用不容易引起医患重视。对于患者来说，大病初愈后松了一口气，但是抗癌征途漫长，出院后的定期随诊也不可松懈。尤其是确诊恶性肿瘤的患者，定期门诊随诊可以及时发现复发与转移、新发肿瘤及治疗相关并发症，从而指导康复，给患者带来生存期延长、生活质量提高等益处。

随诊就是随时就诊之意，医生在门诊、住院期间向患者交代的注意事项中，往往提示要求"不适随诊"，就是指患者如果身体或心理上出现新的不适症状，要随时联系当地医生、原主诊医生或者到医院就诊；此外，随诊还有随访的含义，是指医生、医院主动联系患者做健康指导、追踪病情的诊疗服务，医院、医生会根据患者的病情医疗需要，或者根据临床教学、科学研究的需要，建议诊断治疗后的患者定期或不定期来医院复查，或者主动联络患者开展访视。在我国，由于医疗资源相对较为紧张，医疗机构多采用电话随诊或门诊随诊的方式，开展患者出院后随诊、健康宣教等相关工作。

2. 出院后随诊的类型

肿瘤专科医院一般开展哪些类型的随诊呢？一般分类方法有按随诊目的划分、按随诊时间特性划分、按随诊工作方法划分。

第一种按随诊目的分类主要包括：医疗保健性随诊、预防性随诊、诊断性随诊、观察疗效性随诊 4 类。其中观察疗效性随诊是医院开展随诊工作的主要形式。患者在医院结束诊断治疗后，医院继续对患者的病情发展状况进行追踪诊察，以了解患者的治疗效果、远期疗效以及疾病发展趋势，近期可以是数年，远期可以是数十年或终身。

第二种按照随诊时间分类：即按照随诊对象的病种性质确定每隔一定时间，如在院诊治结束后 6 个月、1 年、3 年、5 年等进行随诊，此后可每年随诊一次，对于某些罕见病、疑难病或慢性疾病等可以终身随诊，以了解疾病的全过程和患者生存时间。常规随诊与观察疗效性随诊、医疗保健性随诊、医疗预防性随诊的目的相一致。患者最常接到随诊电话的就是这类随诊工作。

第三种是专题随诊，又称不定期随诊，是由临床医师发起，用于医疗观察、临床经验总结或科研任务。临床医师选择随诊对象，限期完成随诊。专题随诊多是一次性的或不定期开展的，随诊的主要方法是在一定时间内，对所选定的患者进行一次普遍随诊，因此有些患者可能在一个阶段内，接到多次随诊电话，请大家不要误解，这是医院正常开展随诊工作的流程。

以上对医院所开展的随诊工作进行了介绍和梳理，恶性肿瘤患者的出院后随诊工作意义重大，主要目的是提醒患者按期复查、规范用药、开展出院后健康宣教及管理，同时定期监控疾病发展走向，抓住最佳治疗时机，最大可能地提高患者生存质量，做好医患沟通服务，为医、教、研提供高质量随诊数据，为患者的健康保驾护航。

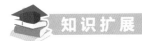 知识扩展

医院的随诊跟广告推销有何区别

医院工作人员的随诊电话，是非常明确地知道患者病情，并且一般来说多是能体现医疗机构的电话来源，或者明确清楚患者疾病进程，手术日期、经治医生、大概病程。最为关键的一点是，医院工作人员的随诊不涉及任何经济利益，绝对不会给患者或家属提出购买产品或者钱财问题，所以，随诊与广告推销甚至电话诈骗有本质区别。

随诊工作人员多数利用电话联系，本质是善意提醒患者定期复查，了解患者身体情况，为后续的长期生存提供健康保障的建议，根本出发点是为了患者，也没有任何其他诉求要求患方满足，所以，也呼吁患者或家属能在繁忙的工作生活之余，积极配合工作人员的随诊联络，共同提升恶性肿瘤患者人群的健康水平。

✕ 误区解读

出院后就意味着治疗结束了

患者复查随访常有以下三个误区：一是不重视，许多人在手术做完，按部就班完成放疗及化疗就可以了，自我感觉身体"良好"，不需要进一步随访；二是太紧张，过度随访及复查，部分患者将随访及复查当作心理安慰剂，不仅复查过于频繁，还增加了许多不必要的检查项目；三是太害怕，害怕随访及复查，存在逃避心理，担心复查出不好的结果。另外，电信诈骗也对患者的随访造成影响，害怕是诈骗人员进行诈骗，不愿进行随访。

其实，肿瘤是一种全身性疾病，经过了局部手术和放疗，以及全身性的化疗等常规抗肿瘤治疗后，影像学能见的肿瘤常常能被消灭，但已经转移的细胞不一定会完全被清除，某些部位甚至可能已潜伏着未被

癌症化疗知多少

发现的病灶和微转移灶。当机体抵抗力降低或者肿瘤细胞增殖旺盛时，肿瘤可能复发或转移。定期到医院进行复查可以尽早地发现复

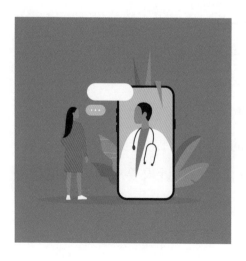

发或转移灶，及时进行治疗。随访通过对出院患者进行医疗追踪服务，处理预后、康复情况及远期疗效，并给予治疗建议，更好地为患者服务。通过随访，护理人员能及时了解患者的病情并提供正确的指导，避免患者盲目到医院复诊。

就诊基本信息一定要真实准确

"我身体一直很好，长这么大都没住过院，为什么现在购买商业健康险要把乳腺相关疾病给我排除掉？"这是张女士这几天特别困惑的问题。起因是几年前用自己的身份证和社保卡，给闺蜜办了住院手续，替朋友省了钱，落了个好人情。但是现在张女士自己的麻烦来了，她想购买商业健康险为自身健康保驾护航，但是保险公司通过相关数据查询认定她得过乳腺疾病，要除外乳腺癌这个让人担心的病，不再提供保障。根本原因就是张女士当初因为好心，违背了实名制就医的原则。

 小课堂

1. 什么是实名制就医

国家卫生健康委办公厅《关于印发医疗机构门诊质量管理暂行规定》（国卫办医发〔2022〕8号）要求，医疗机构应当实施患者实名就医。在注册、挂号、诊疗各环节实行患者唯一身份标识管理。实名制就医，指患者应持本人有效证件（身份证、军官证、护照、户口本等）进行挂号、就诊、缴费、接受检查与治疗等，确保就医患者与证件一致，同时提供有效的联系方式。实名制就医既是医疗质量与安全管理的有效措施，也是维护医疗秩序和保障医保基金安全的关键步骤。

2. 医院怎么落实实名制就医

医院在预约挂号、病历建档等环节要完成患者身份确认，即姓名、性别、年龄、身份证号以及报销类型等，要求患者或家属提供有关证件的原件，一般要通过医院信息系统读取身份证信息。同时，患者或家属应配合提供有效的联系方式，即地址和联系电话。

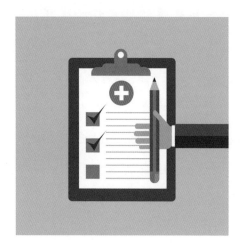

3. 实名制就医对患者有哪些好处

经济社会水平发展越来越好，人民对个人身体健康更加关注，我国人均期望寿命更长，也活得更健康、更幸福。坚持实名制就医有哪些益处呢？

首先，实名制就医有利于建立完整的个人健康档案。大型医院均为每名患者建立唯一的病案号，医院有完善的医院信息系统，基本上可实现患者身份证或者病案号一号通行，在整个就医治疗过程中为患者保留病案资料，所有的病历记录、检查检验报告、手术治疗、药物治疗等均完整保留。患者只要复印病历和检查相关资料即可实现到其他医疗机构会诊，或者带回资料到自己社区继续进行高血压、糖尿病甚至癌症的社区相关照顾。

其次，实名制就医有助于患者医疗安全。实名制确保对患者实施正确的诊疗，如挂号、检查、治疗、手术等。保证患者就诊信息的真实、唯一和连续，为复诊或再次来院的患者诊疗提供便利。也可以为部分出现急诊情况或某些检查出现危急值的门诊患者抢救提供便利。门诊实名制的患者出现危急值时，医院可利用已有信息第一时间联系到患者或家属，为患者生命安全护航。

最后，实名制就医保障个人合法权益。现实生活中，有的患者因隐私疾病或者报销问题使用他人身份证或社保卡就医，从而避免使用其真实身份。但是一旦出现医疗纠纷，医疗纠纷调解和法院受理则会出现问题，患者难以证明医院医疗行为与其本人存在服务合同关系。因为病历资料上"患者"并非当事人本人，那么，他的诉讼主体资格受到质疑，不能保障其受到医疗损害的权力主张。

 知识扩展

冒用他人身份就医有哪些隐患

随着全民医疗保障体系的建立和医院信息技术的发展，患者个人就医的信息互联互通成为现实，所以，个别患者自以为神不知鬼不觉的事情必然会暴露出来，不但影响个人终身信用，如前文张女士不能投保商业健康险，还可能涉及违规使用国家医疗保障基金的问题，欺诈骗保的行为将可能受到刑事制裁，所以，为了一些当前小利损失过大，得不偿失。

Ⓧ 误区解读

实名制就医会泄露个人隐私

实名制不会泄露隐私，实名制只需要你的身份证，医院只知道你的姓名、年龄、性别、出生年月、身份证号。同时，医院要登记录入患者个人联系方式、工作生活所在地等信息，也是为了及时联系患者或家属。这些信息与个人健康密切相关，也是医疗机构识别不同患者的信息，这些行为都是为保障居民健康的必要方式。

也不必担心医院会泄露个人信息，医疗机构为了临床研究或基础研究需要，仅会用到患者身体情况、诊疗资料，医疗机构的研究开展同样也有伦理审查的要求。同时，医院对患者病历资料有保管、保密义务。2021年11月16日，国家卫生健康委发布《关于印发医疗机构工作人员廉洁从业九项准则的通知》（简称"《九项准则》"），要求将医疗卫生人员贯彻执行《九项准则》情况列入医疗卫生人员年度考核、医德考评和医师定期考核的重要内容，其中第五条规定"恪守保密准则，不泄露患者隐私"，确保患者院内信息安全。严禁违规收集、使用、加工、传输、透露、买卖患者在医疗机构内所提供的个人资料、产生的医疗信息。

聊一聊病理报告中的免疫组化

有一天，病理科服务台来了一位大嗓门的马大姐，一个劲儿问自己为什么没有"免疫瘦身"。工作人员听了一头雾水。

详谈之后，病理医生真是哭笑不得。原来马大姐是一位乳腺癌患者，她听医生说需要免疫组化、激素受体的检查结果，用来指导下一步治疗。专业名词太烧脑，马大姐鹦鹉学舌叫成了"免疫瘦身"。

在临床病理工作中，病理医生常常被患者问及病理报告中的免疫组化是什么意思。确实，对非专业人士而言，很难理解，其实这些就是免疫组化项目和结果评价。

 小课堂

1. 什么是免疫组化

免疫组织化学，也就是我们常说的免疫组化，是利用抗原-抗体的特异性结合反应原理，以抗原或抗体来检测和定位组织中的待测物质（抗体或抗原）的一种技术方法，它是免疫学和传统的组织化学相结合而形成的。免疫组织化学染色技术不仅有较高的敏感性和特异性，而且能将形态学改变与功能、代谢变化结合起来，直接在组织切片上观测蛋白质或多肽类物质的存在与定位，并可结合电镜技术精确到亚细胞结构，结合计算机图像分析系统或激光共聚焦显微术等可对被检物质进行定量分析。在临床病理诊断和实验病理研究中，使用最多的是采用特异性抗体检测样本中抗原的存在及含量。

听起来很抽象，简而言之，免疫组化检查是病理医生为了诊断和指导治疗方案常常需要进行的特殊检查，如果在病理报告中有"建议免疫组化检查"的文字，一定要重视，需及时到医院就诊或到病理科咨询相关内容，否则可能会延误治疗。

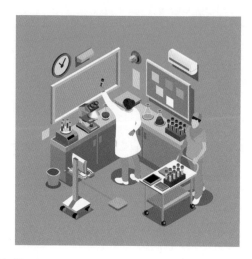

2. 免疫组化的作用

免疫组织化学染色已经成为病理诊断和研究中必不可少的技术手段之一。广泛应用于各种蛋白质或肽类物质表达水平的检测、细胞起源与分化的判定、淋巴细胞的免疫表型分析、细胞增殖、细胞周期和信号转导等研究。一些组织特异性抗原的检测有助于肿瘤来源的判定、内分泌系统肿瘤的功能分类、肿瘤的预后判定以及指导临床对某些靶向治疗药物适用病例的筛选等。免疫组化作用虽然很多，但大致可以分成两类。

为了明确诊断。例如患者颈部淋巴结切除活检，在病理切片里看到几个"巨人般"的肿瘤细胞，病理医生需要进行 AE1/AE3（又名 CK 或 CKpan）和 CD30 的免疫组化检查。如果 AE1/AE3 免疫组化检查阳性，支持其他器官原发的癌转移到颈部淋巴结，比如肺癌、乳腺癌或食管癌等；如果 CD30 免疫组化检查阳性，支持淋巴结原发的淋巴瘤，比如霍奇金淋巴瘤等。

为了指导治疗。例如乳腺癌患者常常需要进行雌激素受体（ER）、孕激素受体（PR）、人类表皮生长因子受体 2（HER2）的免疫组化检查。如果 ER 或 PR 免疫组化检查阳性，支持使用内分泌治疗；如果 HER-2 免疫组化检查阳性，支持使用靶向治疗。

总之，告诉大家一个简单的思路，不需要纠结免疫组化检查项目和结果评价，通过免疫组化检查的帮助，病理医生得出的诊断和评价结果就在病理报告里；进入治疗环节后，临床治疗医生会在病理报告中找到需要的项目。

 知识扩展

免疫组化切片

在患者的病理资料中，很重要的一部分就是病理切片，每一项免疫组化检查都有相对应的免疫组化切片。在需要进行会诊病理的情况下，一定不要忘记借病理切片，包括免疫组化病理切片。这样才能在会诊过程中事半功倍，节约时间。

 误区解读

没有免疫组化检查的病理报告不准

免疫组化检查不是为了"高大上"，而是病理医生和临床医生认为有需要才进行的检查，已经可以明确诊断就不需要进行了，而且出具免疫组化结果需要 3 ~ 5 个工作日。

另外，免疫组化检查常常要用一组（套餐）免疫组化项目，而不是一个，因为每个项目都有"短板"，需要另一种或几种类似项目相互补充，以便得出最精准的结果。

一个肿瘤，三份病理报告

老刘五十多岁，是个"仔细人"，最近查体发现了左肺有肿瘤，从开始检查到住院、手术，每一个步骤老刘自己都了解得一清二楚，安排得妥妥帖帖。手术很顺利，可是，到了出院这一天，老刘却犯愁了。原来，老刘手里拿了三份病理报告：术前支气管镜活检病理报告"鳞状细胞癌"；术中快速病理报告"分化差的非小细胞癌"；术后病理报告"腺鳞癌"。老刘越看越糊涂，忍不住来找病理医生："我只有一个肿瘤，怎么诊断了三个病？"

 小课堂

1. 肿瘤的命名

不同的诊疗阶段，不同的检查方式，肿瘤的名字是不同的。比如刚刚开始就诊，笼统的称呼是病变，是一个不明确疾病良恶性的名字。但是，不要着急，随着检查的深入，对病变的剖析也一步步深入，会给予更准确的名字。例如，对于老刘的肺肿瘤，影像诊断医生的报告中会出现占位、磨玻璃影或实性结节等名字；进行支气管镜检查，得出的活检病理报告中，肿瘤叫鳞状细胞癌；术中快速病理报告中，肿瘤叫分化差的非小细胞癌；最后的术后病理报告，给肿瘤命名腺鳞癌。

就好像我们对一个人的称呼，男人、中年男人、有肺部肿瘤的中年男人，名称虽然不一样，但是一步步深入，更加精确到老刘自己的特点，最终定位。肿瘤也有自己的特点，对于鳞状细胞癌、分化差的非小细胞癌和腺鳞癌这三个名字而言，分化差的非小细胞癌是一个相对笼统的名字，可以包括几种肿瘤，大家熟悉的腺癌、鳞状细胞癌和腺鳞癌都包括在内，而腺鳞癌的名字就更精确了，是指这个肿瘤中既有腺癌又有鳞状细胞癌。

当然，很多肿瘤的名字复杂抽象，很难从字面理解。但是，称呼虽然不同，内涵可能是相互关联的，看病过程中，不需要被这些专业名词困扰，徒增烦恼。

2. 三份病例报告的差别

就像我们前面所说，随着检查的深入，会给予肿瘤不同的名字。不同的检查方式，提供不同的样本，目的也不同。

术前活检的目的是确定病变性质：是不是肿瘤？是良性肿瘤还是恶性肿瘤？用以指导下一步治疗、是否手术等。活检肿瘤的样本很小，大概只有针尖大小或米粒大小，只能代表整体肿瘤的几十或几百分之一，病理观察和诊断都存在局限性。

术中快速病理诊断目的是确定病变类型、指导手术方式，术中快速病理诊断，受到特殊检查方法和术中紧急时间的限制，不能作为最终病理诊断报告。

术后病理诊断目的是精准且完整诊断，指导进一步治疗（化疗、放疗、靶向治疗及免疫治疗等）。因为所有手术标本均送检病理，所用样本充分，同时还可以用多种方法帮助完善检查，包括免疫组化、特殊染色及分子检测等。虽然耗时长，但是诊断精准。

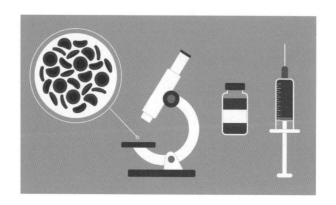

 知识扩展

三次病理诊断名字不一样，会不会影响治疗

不会！活检病理诊断和术中快速病理诊断虽然存在局限性，但足以满足当时环节诊疗需求。更复杂、精细、长期的治疗有术后病理辅佐。病理医生在活检或术中快速病理诊断中，会与临床治疗医生达成默契，给出诊断。

病理检查有很多形式，各有优缺点。不同的诊疗阶段可能会选择当下最恰当的病理检查，而每种病理检查均扮演着"指挥棒"的角色。

听了病理医生的介绍，老刘心里敞亮了，心平气和回家休养，准备后续治疗。

 误区解读

不做手术就没办法进行病理诊断

从医疗诊断角度，有时候并不需要切除所有肿瘤。比如淋巴瘤患者会出现多处淋巴结肿大，只需要切除一枚或几枚，或者通过对淋巴结穿刺取样进行病理诊断，就可以得出准确的病理诊断，指导临床治疗。

另外还有一些患者，发现肿瘤时，暂时没有手术切除所有肿瘤的机会，可以通过活检病理诊断开始治疗，评价治疗效果后再判断能不能手术。

以上这些情况，患者都只有活检病理报告。但是，不用担心，病理医生会像微雕艺术家一样，对这些患者的小样本进行精细判断。

虽然活检病理报告不能替代术后病理报告的准确程度，但是病理医生会和临床治疗医生达成默契，最大程度给出诊断供治疗参考。

可以诊断肿瘤的"针"

一天，张阿姨无意间摸到自己脖子左侧上长了一个像鸡蛋黄大小的肿物，不痛也不痒，轻轻推一下还能活动，她想自己最近总有鼻塞、耳鸣的症状，可能是上火了，多喝点水，可能过几天就没事了。可是一个月过去了，这个肿物并没有消失，于是她在家人的建议下来到了医院。临床医生在询问完病史后给她开了一系列检查，其中就有一项检查叫做"左颈部肿物细针穿刺细胞学"，张阿姨见到这个检查就有点害怕了，穿刺？做这个检查有什么作用？会不会很痛？会不会出危险？如果万一我得的是癌，穿刺后会不会引起癌症转移扩散？我可以不做穿刺这项检查吗？

小课堂

1. 什么是细针穿刺

细针穿刺，更确切的说法是细针吸取，就是用细针（外径小于1毫米的针）对体表或深部脏器的肿物抽取细胞进行诊断的一种微创的检查方法。细针穿刺操作简便、不用麻醉、损伤小、可重复、价格便宜、出结果快速、对癌的诊断准确性较高，是肿瘤诊断中一种常用的检查方法。

2. 细针穿刺能解决什么问题

首先，细针穿刺细胞学检查简单方便，对于不明确性质的肿块，临床医师可能会选择最简单的方法做个细针穿刺帮忙分辨一下是肿瘤还是炎症？如果是炎症，恭喜你，大部分就不用再做手术或粗针活检了。如果是肿瘤，穿刺细胞学可帮助明确大部分肿瘤的良恶性以及分型诊断，这样临床医师就会根据肿瘤具体情况选择下一步的诊治方案。

其次，有些肿瘤不适合做粗针穿刺活检，细针穿刺细胞学就是唯一的治疗前病理相关的诊断，细胞学诊断与影像学相结合可以帮助临床医师决策治疗方法。如：超声内镜下的胰腺穿刺、甲状腺细针穿刺等，细针的风险小，能规避粗针穿刺带来的胰液漏出、甲状腺出血等风险，且诊断准确性也较高；有些肿瘤所在位置离大血管较近、位置深，如果选择粗针活检风险极大，这时候细针穿刺就派上用场啦！

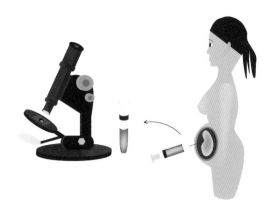

3. 细针穿刺细胞学诊断是病理诊断吗

　　细针穿刺吸取出来的细胞会被制成细胞涂片，染色后由经验丰富的细胞病理医生结合临床及显微镜下的细胞特点做出专业的细胞病理诊断。组织病理诊断依靠的是显微镜下见到的组织结构和细胞形态，而细胞病理诊断更多依靠细胞形态，细针吸取有微创优势的同时也会因取到的材料较少而失去了大部分组织结构信息。因此，这个诊断结果被称为细胞病理诊断，不被直接称为病理诊断。但是在一些特殊情况下，如：无法取到组织病理诊断时，细胞病理诊断就会被作为一种最接近组织病理的诊断方法，为临床提供治疗依据，因此，可以把它看作是一种微小病理诊断，在临床诊断（尤其是肿瘤诊断）中发挥着重要作用。

 知识扩展

细针穿刺有并发症吗，万一出现了该怎么处理

　　细针穿刺检查简便、微创，是安全性较高的检查方法，但是在穿刺前医生仍然会交代一些少见的并发症，这些情况发生率极低，

即便出现也较少产生不良后果。

气胸： 对于锁骨上、胸部、腋窝等部位肿物穿刺时，有时会因穿刺针误入胸膜腔而引发气胸。小量的气胸可以自然吸收，不需要临床处理。发生气胸后应该注意休息及注意观察症状是否有持续加重，其间避免负重及剧烈咳嗽等，防止加重气胸。如果发生喘憋等症状时可拍胸部 X 线摄影评估气胸的量以对症处理。

出血： 因病变本身原因或压迫止血不到位会导致皮下淤血或血肿，这些出血都会慢慢自然吸收，需要注意的是至少压迫 15 分钟止血，避免大量出血后会引起压迫窒息风险。

神经损伤： 在穿刺肿物过程中，可能因出血水肿压迫刺激周围的神经或轻度神经损伤，导致该神经支配的区域功能出现异常，这种轻微的损伤多数能够自愈。

感染： 严格消毒后的针吸操作感染风险极低，但对于肿物本身已经感染等情况，有可能出现炎症扩散，这时需要在医生指导下口服抗生素以控制感染。

晕针： 由于精神紧张、疼痛敏感等原因，少许患者会出现晕针情况，即脑供血不足出现的短暂的休克现象，多数患者在平躺休息后能得到缓解。为避免这种现象发生，提高对细针穿刺检查的认识，从心理上克服紧张情绪是关键。

转移扩散： 这是几乎所有患者最关心的问题，细针穿刺会不会引起肿瘤的转移扩散？与任何一种活检方式（钳检、粗针穿刺、术中冰冻、肿物切除活检等）相比，细针穿刺是创伤最小、引起转移扩散风险最低的检查方法。穿刺必然会导致少量肿瘤细胞入血，就像医师查体按压一下肿块也能使肿瘤细胞入血一样，同时恶性肿瘤细胞也会自然进入血循环中，但入血后引起转移或者种植是需要微环境等多因素作用的，大多数入血的肿瘤细胞会被人体免疫细胞杀死，不会引起转移。文献报道，细针穿刺引起种植的可能性低于 1/2 万。反而是拒绝检查延误肿瘤治疗或错误治疗给患者带来的损失更大。

 误区解读

细针穿刺可以诊断所有癌症吗？

细针穿刺优势很多，创伤又小，在一些情况下可以代替创伤较大的粗针穿刺或切取活检。但也不是万能的，这项检查也具有一定局限性，在一些情况下不能完全取代组织病理，临床医生会根据病情需要及诊断目的选择做哪种形式的活检。细针穿刺的局限性包括以下几方面。

（1）因细针穿刺取材量少，有些肿瘤会因为诊断材料缺少而不能得到准确诊断。此时临床医师会根据影像学及临床体征决定是否重复针吸、粗针穿刺或切取活检。

（2）细针穿刺细胞形态学对一些淋巴瘤、软组织肿瘤及一些需要全面观察组织结构的肿瘤的诊断能力有限。这些肿瘤诊断需要全面观察组织结构特征，在组织病理诊断中也需要充分取材才能得出结论。如有些病例需要观察被膜、血管、神经侵犯情况，有些病例需要做大量的免疫组化、分子检测等辅助工作才能得以确诊。因此，临床对于不明确结节可以利用微创的细针穿刺细胞学进行初步诊断分流，患者有目的地进行活检，可使得一部分良性、非肿瘤性肿块免于手术。

（3）观察浸润特征来鉴别原位癌和浸润癌时，细胞学的区分力也显得不足。而这些问题手术后多数能得到解决，细针穿刺细胞学的最佳应用场景可是在术前，帮忙决定是否要做手术的问题呢！

"尺有所短、寸有所长"，细针穿刺细胞学作为一个肿瘤诊断工具如果能够被合理使用，一定会帮助患者解决一些临床实际问题的。

回到开头的故事中，张阿姨在了解到了细针穿刺的作用后，听了临床医师的建议，做了颈部肿物的细针穿刺，结果是淋巴结转移性低分化鳞癌，再做了免疫组化和 EBER 原位杂交后提示为鼻咽癌转移。随后做了鼻咽镜活检证实了上述诊断。在经过临床放疗后，颈部肿物消失不见了。这是细针穿刺细胞学首诊的一个病例，张阿姨因此获益。

肿瘤基因检测知多少

李先生 45 岁，体检发现结肠癌，手术后免疫组织化学检测发现 MLH1（-），PMS2（-），进一步基因检测发现 *MLH1* 基因存在致病突变。李先生的父亲曾经做肠镜时发现结肠息肉并摘除 3 次，2 个叔叔分别在 48 岁和 38 岁的时候因患结肠癌去世，奶奶也因结肠癌去世。于是李先生跟家里人商量，进行了家族成员的筛查，发现他的父亲、弟弟和儿子都携带 *MLH1* 基因致病突变。他的父亲虽然携带 *MLH1* 基因致病突变，但是通过多次肠镜检查摘除息肉，没有发生结肠癌。如今李先生和携带 *MLH1* 基因致病突变的家人们定期进行肠镜检查，尽早发现潜在的病变，有效避免结肠癌的发生。

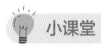 **小课堂** ------------------------------

1. 为什么要做基因检测

基因检测已广泛应用于肿瘤的临床诊断与治疗中，精准治疗的前提是精准检测，基因检测在肿瘤防治中尤为重要，随着肿瘤基因检测技术的不断进步，不仅为医生提供了更多的诊断和治疗信息，同时也为患者带来了更多的治疗选择。

为患者诊断提供依据。基因检测可以辅助鉴别诊断肿瘤和非肿瘤病变，辅助鉴别肿瘤的分型，为患者明确是肿瘤性还是非肿瘤性病变、以及是哪种亚型的病变提供依据。

为肿瘤患者个性化治疗提供依据。越来越多的生物标志物已被确定，相应的靶向药物也正在被有效地开发利用。例如非小细胞肺癌中已明确的分子标志物有 *EGFR*、*ALK*、*ROS1*、*MET*、*RET*、*HER-2*、*BRAF*、*KRAS* 等驱动基因，针对不同的分子靶点，可选用的治疗药物不同，同时需要考虑耐药机制。一些新的生物标志物及其靶向、免疫药物也不断涌现出来，为肿瘤患者个性化治疗提供依据。

肿瘤遗传相关基因筛查。基因检测不仅在治疗阶段发挥重要作用，还在癌症的早期预防和筛查中发挥重要作用。对于高风险群体，通过肿瘤遗传相关基因检测，可以提前采取预防措施，尽早地发现潜在的病变，减少患病风险。

2. 哪些人需要做基因检测

随着肿瘤靶向治疗的发展，越来越多的肿瘤相关基因变异被发现并逐步应用于临床实践中。遗传因素在肿瘤的发生过程中起着重要的作用，遗传性肿瘤基因筛查对肿瘤的早期判断、预防具有参考和指导意义，为肿瘤致病基因携带者进行早期干预提供科学依据。当前肿瘤靶向治疗是肿瘤治疗的重要手段之一，进行基因检测能为临床合理应用靶向药物治疗提供指导，同时有可能提示预后。肿瘤患者基因检测在肿瘤防治中占据重要的地位，进行基因检测应咨询相关专业人士。基因检测在肿瘤的鉴别诊断、靶向治疗、免疫治疗以及肿瘤遗传相关等方面的人群中应用较多，具体需要门诊咨询肿瘤医生。

3. 肿瘤基因检测的方法有哪些

目前肿瘤患者基因检测应用较多的分子生物学诊断技术平台主要包括：原位杂交（如 FISH、CISH），DNA 测序（如一代测序、高通量测序），实时荧光聚合酶链式反应（RT-PCR，如 ARMS、HRM 等），以及用于液体活检的数字 PCR 和循环肿瘤 DNA（ctDNA）检测等。这些技术在肿瘤遗传风险预测、辅助诊断、用药指导、疗效监测、预后评估等疾病诊疗全周期都有不同程度的应用。

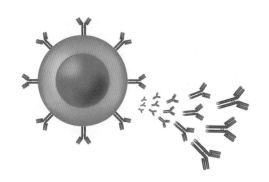

4. 基因检测在肿瘤诊疗中有哪些应用

基因检测广泛应用于肿瘤的临床诊断与治疗中，目前在肿瘤诊疗中主要应用在肿瘤的鉴别诊断、靶向治疗、肿瘤遗传以及免疫治疗相关基因检测等方面。

 误区解读

基因检测有问题一定会患癌

　　亲属患癌，有些人就特别担心自己会不会也患癌，是不是也需要做个基因检测。事实上，基因检测所检测的基因变异与癌症之间的关联程度是不同的。有些基因变异是致癌的，这意味着这些变异会增加患癌症的风险。但是也有很多基因变异与癌症的关联并不强，或者它们只是增加了患癌症的微小风险。即使一个人携带致癌基因的变异或突变，也不一定会患癌症。癌症的发生是多因素的结果，包括遗传因素、环境因素、生活习惯等。

　　基因检测有问题时，请到医院就诊，医生会根据具体情况给出相应的建议和措施。如果检测到与癌症相关的致病基因的变异，可以定期进行筛查、早期干预或改变生活方式等措施来降低患癌风险。

答案：1. D；2. C；3. ×

健康知识小擂台

单选题：

1. 临床试验通常分为几期（　　）

    A. Ⅰ 期　　　　B. Ⅱ 期　　　　C. Ⅲ 期　　　　D. Ⅳ 期

2. 关于肿瘤手术术前准备事项说法错误的是（　　）

    A. 进入手术室应禁止涂指甲油、抹口红

    B. 摘除义齿

    C. 粥属于流食，进食仍算空腹

    D. 有体内金属植入物时，应提前咨询手术医生

判断题：

3. 肺部只要长结节就要切除。（　　）

学会看病，
事半功倍
自测题

（答案见上页）

与癌共存，有可能吗

世界卫生组织提出，1/3 的癌症可以预防，1/3 的癌症可以通过早期发现、早期诊断和早期治疗而治愈，1/3 的癌症患者可以延长生存期并改善生活质量。面对我国民众日益增长的健康需求，我国政府高度重视，《健康中国行动——癌症防治行动实施方案（2023—2030 年）》的主要目标是：到 2030 年，癌症防治体系进一步完善，危险因素综合防控、癌症筛查和早诊早治能力显著增强，规范诊疗水平稳步提升，癌症发病率、死亡率上升趋势得到遏制，总体癌症 5 年生存率达到 46.6%，患者疾病负担得到有效控制。

严格按周期复查

很多肿瘤患者在经过手术、放疗和化疗等正规的综合治疗后，病情稳定，康复出院。大部分患者可以从事日常的家务劳动，部分患者甚至重返工作岗位。在这个肿瘤治疗过程初战告捷的时候，很多患者可能会感到迷茫：既然肿瘤已经得到控制，还需要定期复查吗？也有一部分患者虽然知道需要定期复查，但对其重要性认识不足，对其具体要求也不十分清楚。

 小课堂

为什么需要定期复查

其一，肿瘤是一种全身性疾病。经过局部的手术和放疗，以及全身性的化疗等手段，肉眼可见的肿瘤常常能够被消灭，但是肿瘤细胞仍然存在于机体中，并不会被完全清除。某些部位可能已潜伏着未被发现的病灶和微转移灶。当机体和肿瘤保持着脆弱的平衡时，患者能够与肿瘤和平共处，甚至长期带瘤生存。但是，当机体抵抗力降低时，或者肿瘤细胞增殖旺盛时，肿瘤可能再次兴风作浪，出现局部复发或远处转移。定期复查就可以及时发现这些情况，早作处理。

其二，现有的抗肿瘤方法都有一定的、延迟出现的不良反应。手术可能会出现并发症，甚至导致局部器官功能障碍。化疗或放疗可能会导致长时间的骨髓抑制，若不及时处理，患者可能会出现感染、贫血和出血等情况。化疗还可能导致肝、肾功能损害，若不及时纠正，可能出现肝、肾功能不全甚至衰竭。放疗可能导致局部组织和器官功能受限，例如：肺部放疗可能会导致肺纤维化，脑部放疗可能会导致脑组织坏死，而这些情况通常出现在治疗结束半年以后。

其三，进行必要的综合治疗。患者在接受完手术、放疗和化疗后，仍可以接受一些后续的辅助治疗。如乳腺癌患者可以根据雌激素受体、孕激素受体和月经情况，决定是否接受内分泌治疗。大部分患者均可以视病情恢复的状况接受中药治疗或生物治疗，还有些患者可以接受必要的康复治疗和心理治疗。

其四，可以进一步观察疗效。同样的肿瘤、同样的治疗，一些患者获得成功，另一些患者却失败了。只有通过对所有曾接受过治疗的患者进行跟踪观察，才能比较各种治疗方案的优劣，分析研究其得失，以便指导对更多患者的治疗。因此，肿瘤患者通过定期复查来接受医生的随访，不仅有利于自己的进一步康复，也是对医学科学的一种贡献。

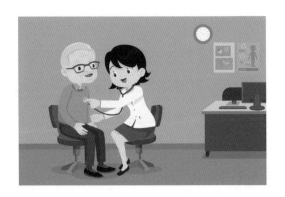

 知识扩展

如何实施定期复查

一般情况下，在肿瘤治疗全部结束的第 1~2 年，每隔 3 个月复查一次；第 3~5 年，每 6 个月复查一次；5 年以后，每年复查一次，持续终身。有的患者认为肿瘤治疗结束后，过 3~5 年就算没事了，这是错误的。虽然随着治疗后生存年数的增加，肿瘤复发或转移的概率越来越小，但并不能说完全没事了。有些患者在 5 年之后，甚至十几年、几十年之后还可能出现局部复发或远处转移复发。

定期复查应该在肿瘤专科医院或大型综合性医院的肿瘤科进行。每次复查时，患者应该带上既往的全部治疗资料，以备医生对比。如果之前的治疗不是在同一家医院进行，需要带齐不同医院的门诊和住院病历、各种检查报告单和影像学资料、手术记录、每一次的化疗方案、剂量及时间、放疗记录单等。

定期复查至少应该包括如下内容。

体格检查。全面细致的体格检查是一项极其重要而又常被忽视的工作。通常能首先发现复发和转移灶。

三大常规。血常规可以反映白细胞、红细胞和血小板的情况。对于泌尿系统肿瘤患者，尿常规是必需的；对于消化道肿瘤患者，大便常规检查是必需的。

肝、肾功能。有助于了解肝、肾功能的情况。尤其对于在治疗期间出现过肝、肾功能损害的患者，以及各型肝炎和肾病的患者，更是十分重要。

肿瘤标志物。如 AFP、CEA、CA125、PSA 等。它们具有直接或间接的提示作用，需要具体情况具体分析。

腹部和腹膜后超声检查。有助于早期发现腹部脏器和腹膜后转移灶。肝、脾、腹膜后淋巴结均是常见的肿瘤转移部位。可视具体情况决定是否进一步行腹部及腹膜后 CT 检查。

胸部 CT。接受过肺部肿瘤手术的患者，由于手术导致正常结构改变和瘢痕形成，复查时应行肺部 CT 检查。

脑部 CT。脑部也是常见的肿瘤转移部位。肺癌（尤其是小细胞肺癌）、乳腺癌等患者尤其需要进行此项检查。可以半年到一年进行 1 次。

胃镜。对于食管癌和胃癌患者，术后一年每年检查 1 次，持续终身。如出现特殊情况酌情增加检查次数。

肠镜。对于结肠癌和直肠癌患者，术后一年每年检查 1 次，持续终身。如出现特殊情况酌情增加检查次数。

妇科检查。适用于妇科肿瘤患者。

X 误区解读

复查的时间间隔越短越好，以便及时发现问题

在肿瘤治疗结束后的前 2 年，要求每 3 个月复查一次。这是因为多数肿瘤的癌细胞倍增时间（即肿瘤细胞数量增加 1 倍所需要的时间）在 3 个月左右，3 个月复查一次有可能及时发现那些原来就存在但是比较小、一般检查发现不了的病灶。而有些肿瘤经过治疗后不会马上缩小，需要经过 3 到 6 个月甚至更长时间才能体现出疗效，3 个月复查可以及时评估疗效。如果前期治疗无效，根据肿瘤倍增时间原理，3 个月检查有利于及时发现治疗无效的病例，方便采取补救措施。

改变不良生活习惯

从"谈癌色变"的消极心态到"我能战胜癌症"的勇敢宣言，随着医学的不断发展，癌症患者从最初的怕癌到积极防癌、控癌、战癌。面对癌症，人类已不再束手无策。但是近年来，癌症患者越来越年轻化，其常见的发病原因多与长期的不良生活习惯有关。

 小课堂

什么是不良生活习惯，危害有哪些

不良生活习惯是指人们长期受一定社会文化、经济、风俗、家

庭影响，形成的一系列有害的生活方式、生活制度以及生活意识。不良生活习惯包括不合理膳食、吸烟、缺乏运动和体力活动以及心理压力和情绪紧张。

世界卫生组织癌症专家顾问委员会的一项报告指出：引发癌症的因素是多元的、复杂的，但在很大程度上归咎于人们的不良生活习惯。80%的癌症是由不良生活方式和环境因素引起的，35%～40%的癌症与不科学、不合理的饮食相关。30%的癌症由吸烟引起，且被动吸烟的危害更大，5%的癌症则与饮酒有关。

 知识扩展

如何建立良好的生活习惯

建立良好的生活习惯，努力改掉不良嗜好。

均衡营养，避免食用不健康食品。

规律作息，劳逸结合。

关注自身精神卫生，规避不良情绪刺激。

积极参加体育锻炼。

 误区解读

癌症只能治疗，无法预防

世界卫生组织认为，癌症是一种与生活方式相关的疾病。戒烟限酒、平衡膳食、适量运动、心情舒畅都可以有效预防癌症的发生。癌症的发生是人全生命周期相关危险因素累积的过程。要从小

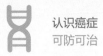
养成健康的生活方式，避免接触烟草、酒精等致癌因素，进而降低癌症的发生风险。所以，改变不健康生活方式可以预防癌症的发生。

乐观看待生活，保持心情愉快

清晨，大爷大妈们在广场集合准备开始晨练，却唯独少了李阿姨，而且李阿姨已经连续十来天没来了，这可不符合李阿姨的性格。原来，李阿姨在上周体检的时候发现乳腺长了个结节，进一步确诊患了乳腺癌，李阿姨觉得自己将不久于人世，整日以泪洗面，寝食难安，甚至给女儿写下了遗书。

 小课堂 ●●●●●●●●●●●●●●●●●●●●

保持心情愉快的小方法

与癌共处成为很多癌症患者的生存状态。癌症引发的症状、求医治疗的过程、各种治疗带来的不良反应以及面临复发的威胁等因素，除了给患者带来躯体上的影响，也会引发情绪的波动。那我们如何调整自己的心态，帮助自己走出负性情绪呢？下面我们给出一些非药物方法的小技巧，希望大家能够尝试着使用其中的一些方法，帮助自己乐观看待生活，保持心情愉快。

通过正规途径，科学全面认识疾病。 目前，很多患者得知自己得了癌症之后，会急于在网上搜索相关的知识。建议大家通过政府、权威机构发布的信息去了解，以免贻误病情。还有些患者会拿着教科书给自己看病，其实很多患者的实际情况在书上找不到，加之患者个体差异非常大，医生需要根据患者不同的情况，再根据已经有的标准作为治疗原则，给出患者目前情况最合适的治疗建议。因此，建议确有需要的患者咨询正规医疗机构的医生以获得专业的建议。

寻求支持。中国人传统的价值观，往往是打碎了牙往肚子里咽，造成患者独自默默地承受各种压力，甚至会因舍不得家里人担心而故作坚强。大量的研究表明，良好的社会支持会增强癌症患者的抗病能力，帮助其树立抗击疾病的信心和勇气。这里我们所说的支持包括多个方面，有亲朋好友的支持、精心的照顾，社会的尊重和家庭的温暖等。大家可以积极地去寻求这样的支持，如与家人坦诚地讨论疾病以及对疾病的担忧，接受家人的照顾，相信在这个过程中会凝聚起家庭的力量共同对抗疾病；在身体条件允许的情况下，承担一些社会功能，恢复一些社会角色，做一些力所能及的工作，在使生活丰富的同时找回自我认同感；参与一些癌症康复组织的社会活动，去获得同伴支持，帮助自己以健康乐观的心态踏上康复之路；同样的，医护人员的支持也是支持患者康复的重要力量。

丰富生活。可以重拾从前那些因为忙碌而放弃的爱好或培养出新的兴趣爱好，丰富自己的生活。如选择合适的运动，有研究显示，适当的运动对于缓解治疗期间的不良反应，有着很好的作用。可以在条件允许的情况下，适当地活动。在选择活动时，推荐选择不太剧烈的有氧运动，如散步、打太极、瑜伽等；活动的强度以不感到疲惫为宜，具体活动方法可以咨询主管医生，选择医生推荐的活动方法；也可以选择种花、养鸟、书法、美工、听音乐等，愉悦放松身心。

　　接纳有情绪的自己。癌症作为一种负性生活事件，带来心理冲击是客观存在的，它会让我们产生情绪反应，我们可以感觉悲伤、失望、无助。不得不承认，对于任何一个人来说，面对癌症，都做不到轻松坦然，都会或多或少地受到情绪的困扰。这些负面情绪是人非常正常的情绪反应，而不是因为胆小或者懦弱。让我们试着去接受有负性情绪的自己，告诉自己有这些情绪是正常的，不必因为担心这样的情绪会影响治疗效果而自责，也不要强迫自己一定不要有负性情绪。我们允许自己有这样的情绪不代表我们要放纵自己沉迷在这样的情绪中。在癌症康复的过程中，积极的心态非常的重要。尝试放下引起当前负性情绪的事件，从负性情绪中跳出来看看自己的内心，勇敢面对自己的情绪，从不同角度出发去寻找帮助自己更好管理情绪的方法，学会驾驭情绪，不被情绪所左右。

　　转移注意力。当负性情绪来袭的时候，可以试着转移注意力，与家人聊天、看电视、散步、听音乐等。转移注意力不是逃避，而是给自己留下理智思考的时间。当人处于强烈的负性情绪体验时，很难做到理智思考。转移注意力可以让我们尽快平静，能够理智思考发生的事情。在强烈的情绪冲动下学会转移注意力也是一种智慧。

　　给情绪一个出口。我们中国人非常内敛，很多人认为人不该有情绪，所以不愿意承认自己有负性情绪，要知道只要是人就一定会有情绪的。因此，适当地表达和宣泄自己的情绪，给情绪一个出口是十分必要的。我们疏解情绪的方法有很多，如痛哭一场、找信任的人倾诉、把强烈的情绪写下来、运动、听音乐等。疏解情绪的目的在于给自己一个理清思绪的机会，让自己的情绪得到缓解，我们会发现宣泄的过程也是理清自己的过程，让自己有更多的力量去面对未来。

适时寻求专业的心理支持。癌症作为一个重大的负性事件和应激事件，患者不得不面对癌症给自己的生活带来的巨大变化，大多数患者可以坦然地面对，但是仍然有 16% ~ 42% 的癌症患者出现适应障碍，焦虑发生率可达 10% ~ 30%，25% ~ 45% 的患者在不同的病程和疗程中并发抑郁。有时候不能单纯靠自己的力量扛过去，因此要适时地寻求专业的心理支持。现在很多医院都设有心理医学科，提供心理治疗、会诊和联络服务等。在专业医生的帮助下，患者往往能够在琐碎错综的疾病进程中找到力量。

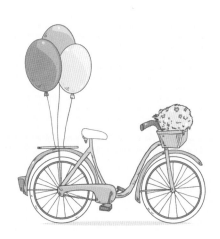

 知识扩展

1. 焦虑障碍

面对威胁生命的疾病，焦虑是一种正常的反应，它通常在两周内逐渐消失。若焦虑症状持续存在，则会发展为焦虑障碍。焦虑障碍又称焦虑症或焦虑性疾病，是一种以焦虑情绪为主要临床表现的神经症，当焦虑的严重程度与客观的事件或处境不相称或持续时间过长则为病理性焦虑，包括急性焦虑和慢性焦虑，常伴有头晕、胸闷、心悸、呼吸困难、口干、尿频、尿急、出汗、震颤或运动不安等。

2. 抑郁障碍

抑郁障碍又称抑郁症，以显著而持久的心境低落为主要临床特征，是心境障碍的主要类型。心境低落与其处境不相称，情绪的消沉可以从闷闷不乐到悲痛欲绝，自卑抑郁，甚至悲观厌世，可有自杀企图或行为，甚至发生木僵；部分病例有明显的焦虑和运动性激越；严重者可出现幻觉、妄想等精神病性症状。每次发作持续 2 周以上，长者甚或数年，多数病例有反复发作的倾向，每次发作大多数可以缓解，部分可有残留症状或转为慢性。

 误区解读

出现焦虑或抑郁的症状就是焦虑障碍或抑郁障碍

出现焦虑或抑郁的症状不等于就能够诊断为焦虑障碍或者抑郁障碍，通常做出临床诊断除了临床表现外，还要对是否与处境（经历的应激事件）相符、持续的时间等一系列内容进行评估，并且结合一些工具测评的结果等，综合分析后才能够做出诊断。

适合肿瘤康复期的运动

老李退休前就热爱健身，游泳、打羽毛球、跑步等样样在行，几乎天天运动打卡。退休后，每天必不可少的项目就是运动，怎么看都说不像是 66 岁的老年人。有一天，孝顺的儿子给老李买了防癌体检套餐，让他去检查一下。体检报告中 CT 结果显示有肺部肿物。无奈，老李在儿子的劝说下做了胸腔镜下部分肺叶切除手术，手术很顺利。几天后，老李顺利出院，但他开心不起来了。经询问，原来是他怕影响恢复，以为做完手术再也不能做喜欢的运动了，是这样吗？

 小课堂 ● ● ● ● ● ● ● ● ● ● ● ● ● ● ● ● ● ●

1. 肿瘤康复期的患者可以做运动吗

有些肿瘤患者会纠结："自己都得了癌症，做运动有什么用呢？"其实不然，适度运动可提高自身免疫力，延缓肿瘤的生长。世界多个肿瘤权威指南明确指出：适当的运动不仅能够降低肿瘤的发病风险，对肿瘤患者来说，更能降低肿瘤复发和死亡的风险。值得注意的是，长时间、高强度的运动会使一些免疫细胞的数目减少、功能抑制，所以，剧烈运动是不适合肿瘤患者的。古代药王孙思邈倡导的运动方式为："养性之道，常欲小劳，但莫大疲，及强所不能堪耳。"意思是要把握好运动强度，不能因为运动好就运动过量，超过自己身体所承受的限度。通常，运动的最佳状态为全身微微出汗，不感到疲劳。

2. 肿瘤康复期患者做运动的好处

通过运动流汗排出体内致癌物铍、锶、镍、铅等，还可以减去体内多余脂肪，提高机体抗病能力，间接辅助对抗癌症。运动可以让自身免疫系统更高效清除癌细胞，加速血液循环；运动时，机体气体交换的增加能提高机体携氧量、促进致癌物质排出；运动时，可以通过调节呼吸来缓解患者紧张情绪、促进睡眠，树立对抗疾病的信心。

3. 适合肿瘤康复期患者做的运动

每日进行有氧运动是帮助患者改善健康状况的好方法。它可以强健心脏，提高供氧能力。有氧运动包括散步、慢跑、瑜伽、太极拳、跳舞等提高心率的活动。

散步。散步是最好的锻炼方式之一，不受时间和空间的限制，简单易行。散步时间可选择在清晨、饭后、睡前。其他时间亦可散步，贵在坚持。散步时，要选择舒适的鞋袜；穿着的衣服不宜太过清凉，避免感冒；尽量选择空气清新、路面平整的地方散步；散步的量要以身体舒适为前提，如果有不适要随时停止。当患者感到体力允许时，可以慢慢增加距离。可使用计步器计算步数，帮助实现目标。

慢跑。缓和的慢跑运动，能增加肺活量、增强呼吸功能。慢跑时，机体获得的供氧较静息状态下多 8 倍，能够提高人体肺通气和肺换气的能力。需要注意的是，慢跑适合身体状况较好的患者。身体稍弱的患者可用散步代替慢跑。

太极拳。太极拳是一项非常适合的运动。由于太极拳速度缓慢、动作柔和，使人体的微循环扩张、改善身体内部循环。锻炼后患者不易感到劳累，利于肢体关节保健，还对胃肠道、肌肉、神经及大脑有保健作用，长期打太极拳可提高患者机体免疫力，陶冶情操、使身心得到放松，进而阻止和延缓病程进展。

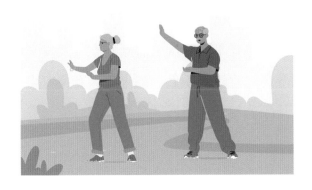

瑜伽。瑜伽以崇尚自然、平衡身心为基础，通过体位法、呼吸训练及意识冥想等引导身心的全面运动。瑜伽通过四肢肌肉产生收缩与舒张和调节中枢神经系统、体液、内分泌功能，促进全身血液循环，从而改善机体疲劳、便秘、腹胀和食欲减退等症状；练习瑜伽时可以配合听轻音乐，使心情愉快、肌肉放松。

4. 肿瘤康复期运动应遵循的原则是什么

运动的个性化原则。根据患者的个体差异，选择不同的运动方式，尽量以缓和的运动方式为主。例如，肺癌患者以呼吸运动锻炼和上肢功能锻炼为主。

运动的渐进性原则。开始运动量要小，循序渐进，根据身体的承受情况逐渐加大运动量。达到一定强度后，要在此水平上坚持一段时间，等身体适应此运动量后，再逐渐增加运动量。运动不宜操之过急，不宜短时间内做剧烈运动，要逐渐养成一个良好的运动习惯。

运动的全面性原则。 要注意全身运动与局部运动相结合，这样才能发挥其康复的最大作用。一般以全身有氧运动为主，它的特点是强度低、有节奏。对于肢体功能障碍的患者，还应配合相应的局部运动和功能锻炼。

5. 肿瘤康复期患者的运动须知

运动环境建议选择平坦开阔、有新鲜空气及安全设施的场所，如广场、公园等，注意防止跌倒。如果患者有免疫力下降的情况，尽量避免在人员聚集的公共场所锻炼，外出时应佩戴好口罩、勤洗手，避免交叉感染。运动时要及时给身体补充水分，帮助肾排出代谢产物。有骨肿瘤或骨转移、血小板降低的患者应避免有肢体碰撞的运动。有造口的患者、妇科肿瘤的患者，要避免做增加腹压的运动。对于有经外周静脉穿刺的中心静脉导管（PICC）的患者，要避开一些手臂拉伸的运动。有严重贫血的患者必须咨询医生，在病情允许的情况下才可运动。不同患者运动须知有所差异，具体请咨询医生。运动时，如出现任何不适，要立即停止，及时就医。

 知识扩展

保持适当运动，缓解癌性疲乏

癌症患者经常会感到劳累，身上没力气，而且休息后不容易缓解，这种现象叫做癌性疲乏，也称癌症相关性疲乏，如虚弱、活动无耐力、注意力不集中、动力或兴趣减少等。由于大部分癌症患者持续存在癌性疲乏，影响了生活质量。适当的运动不仅能够提升体力，减轻抑郁、焦虑情绪，缓解癌性疲乏，而且还可以预防高血压、糖尿病、肥胖等肿瘤合并症，改善睡眠质量，提升免疫系统的抗病能力，从而提高生活质量。

 误区解读

如果卧床期间不方便运动，就不用运动了

如果肿瘤患者由于卧床而不便运动，在此期间，可以做一些屈膝运动和踝泵运动来帮助促进淋巴和血液循环，踝泵运动是通过下肢肌肉收缩带动踝关节运动，来防止踝关节僵硬，预防下肢静脉血栓和肌肉萎缩，有助于减轻下肢水肿。它包括踝关节的屈伸和环转运动。通俗来讲，踝泵运动就是活动脚腕，先用力向上勾脚尖，10秒钟之后向下压，用力下压，保持 10 秒。勾脚尖 + 压脚背各 10 秒为一次，每天尽量做到 200 次以上。

回归社会生活，不把自己当患者

邵先生做结肠癌手术已经有 2 年的时间了，一直坚持复查，病情非常稳定。邵先生随之陷入了迷茫，"我该不该去上班""我时刻都要保持警惕""我该怎么面对现在的自己"，这些想法一直在邵先生的脑海中徘徊，他不想看到同事对他的议论以及异样的眼光。他应该怎么办呢？

小课堂

1. 懂得照顾自己，不把自己当患者

对于癌症患者来说，要经历漫长的治疗周期（比如手术、化疗、放疗等），再加之频繁的化验、检查等，患者全身心关注的都是治疗。除此之外，还会有头发脱落、手脚麻木、胳膊痛、疲劳、身体虚弱等情况。这时，很多患者可能会有疑问：我是个患者还是正常人？我要怎样正常生活呢？这里需要明确的一点就是肿瘤患者的新身份，不是患者，而是生存者。生存者是指生病时积极治疗，身体状态趋于稳定，目前治疗结束或维持治疗的这部分人。

2. 在力所能及情况下，尽早恢复工作

癌症患者在康复期，可以根据自己的身体情况，逐渐地恢复之前的社交，回归到社会生活中。这时候，可以尽可能地做一些力所能及的事情，例如做一些家务劳动、参与社会活动。这样不仅有利于身体的康复，也有利于减轻疾病带来的困扰。那么，肿瘤患者是否要从事原来的工作呢？可以先征求主治医生的意见，再遵循"身体允许，适可而行"的原则。适度的工作是一副良方，对患者的生理和心理状态，都有积极的促进作用。

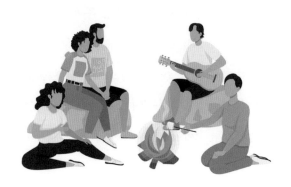

3.　如何照顾自己的心理

生病带给患者心理上的负担，增添了一些不必要的烦恼。很多患者在生病后，真正认识到与健康和生命比起来，很多事情都没那么重要。比如日常生活中我们会有感受，当心情不好的时候，吃饭、睡觉、做事都会受到影响，久而久之对健康也会有影响，所以照顾自己的心理很重要。首先，要调整认识自己，就是我们对事物、对他人、对自己的一些看法、认识，以及对事件发生原因的解释和对可能结果的期待。例如，如何看待早期乳腺癌，可以想象早期乳腺癌是一种可治愈性的疾病，不一定因此缩短寿命。其次，是要调整自己的情绪，调整情绪包括两方面，首先是觉察不良情绪，觉察之后还要管理不良情绪。

 知识扩展

参与癌症康复组织的社会活动

近年来，社会上出现了许多帮助癌症患者康复的公益组织，其中活跃着各年龄段、患各种癌症的人们，他们汇聚到一起，共同与病魔作着不懈的抗争。癌症康复组织的任务是科学地引导和帮助患者进行癌症康复。也有些群众性抗癌组织是以传播抗癌知识为纽带、以成功抗癌为目的。癌症患者在治疗期间，患者会通过与病友的交流，学习他人的抗癌经验，讲讲各自抗癌历程、内心的想法等。由于肿瘤患者不同于其他疾病患者，他们会面对更多的压力，这就需要患者积极参加癌症康复组织的活动，与他人进行交流沟通，以获得心理上的支持。参与康复组织的活动是肿瘤患者回归社

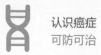

会的重要内容，在参与中大家互相鼓励、互相支持，使每一位患者在健康乐观的心态中踏上康复之路。

 误区解读

癌症不会传染

这个观点是错误的。癌症的发病和免疫功能降低、机体不能抵御致癌因素的侵蚀有关。致癌因素包括精神压力、内分泌失调、遗传因素、免疫功能缺陷、营养不平衡、缺乏运动、吸烟，以及物理、化学和生物致癌物质。这些致癌因素可使身体细胞突变。当身体免疫力下降时，身体不能识别和消除突变的细胞，突变的细胞便会不断增生而形成癌细胞。从流行病学上看，癌症从来都是个别散发，没有像传染病那样大规模传播。由此可见，癌症不会传染。但是，一些与癌症发生密切相关的细菌（幽门螺杆菌）、病毒（HPV、EB 病毒等）是会传染的。大家可以通过保持个人卫生和健康生活方式、接种疫苗（如 HPV 疫苗等）来避免感染相关的细菌和病毒，从而预防癌症的发生。

肿瘤患者正确补充膳食营养的方法

"医生啊，今天真的不能住院做手术吗？您说至少还要再等两个星期，这么久的话，我爸的病情会往不好的方向发展了吧，肿瘤会不会跑其他地方了……"

"医生，听说手术完千万不能吃发物，不然就会复发？那以后鸡肉、牛羊肉和海鲜都不能吃了吧？"

"医生，辛辣的食物不能吃吧？"

很多肿瘤患者觉得吃肉、海鲜、辣椒等食物会导致癌症复发，最后这也不吃、那也不吃，每天就只是喝粥、吃青菜，最后人变得骨瘦如柴，身体出现严重的营养不良。那么，肿瘤患者该如何正确认识膳食营养补充呢？

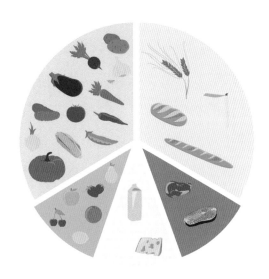

1. 为什么对于肿瘤患者来说，补充营养至关重要

有研究显示，58% 的肿瘤患者存在营养不良，超过 20% 的肿瘤患者死于营养不良。营养不良会导致患者治疗中断，影响患者生存质量及预后，所以关注肿瘤患者的全程营养，是保证治疗效果和延长生存时间的基础，对肿瘤患者来说至关重要！

营养不良存在于恶性肿瘤发生、发展的整个病程，而不仅仅是肿瘤晚期。做好肿瘤患者的全程营养管理，在治疗前可防患于未然，为即将承受抗肿瘤治疗（手术、放疗、化疗等）的打击做准备；整个治疗期也能帮助患者提高抗肿瘤耐受力，减少抗肿瘤治疗的副反应；在治疗的恢复期间，也能帮助患者尽快恢复，回归到正常的生活状态；在康复期，做好营养管理，优化生活方式，预防肿瘤复发和转移。

2. 肿瘤患者合理膳食营养指导原则

肿瘤患者（尤其携瘤患者）需要保持适宜的、相对稳定的体重。治疗期及早期康复期的食物摄入可参考国家卫生标准 WS/T 559—2017《恶性肿瘤患者膳食指导》。注意膳食平衡，食物选择应多样化，每天适量的谷类食物、豆制品、蔬菜和水果摄入。

在胃肠道功能正常的情况下，肿瘤患者应适当多摄入富含蛋白质的食物，注意粗细搭配，适当多吃鱼、禽肉、蛋类、乳制品，另外多吃蔬菜、水果和其他植物性食物。胃肠道肿瘤要区别对待，对于胃肠道损伤患者，推荐软烂细碎的食品。在抗肿瘤治疗期和康复期膳食摄入不足，且在经膳食指导仍不能满足目标需要量时，可积极接受肠内、肠外营养支持治疗。

3. 恶性肿瘤患者的食物选择

谷类和薯类。保持每天适量的谷类食物摄入，成年人每天摄入 200 ~ 400 克为宜。在胃肠道功能正常的情况下，注意粗细搭配。

动物性食物。适当多吃鱼、禽肉、蛋类，减少红肉摄入。对于放化疗胃肠道损伤患者，推荐软烂细碎的食品。

豆类及豆制品。每日适量食用大豆及豆制品。推荐每日摄入约 50 克等量大豆，其他豆制品按水分含量折算。

蔬菜和水果。推荐每日蔬菜摄入量300～500克，建议各种颜色蔬菜、叶类蔬菜搭配。每日水果摄入量200～300克。

油脂。使用多种植物油作为烹调油，每天25～40克。

4. **恶性肿瘤患者的食物禁忌**

禁食致癌药物/食物。避免酒精摄入；限制精制糖摄入；不吃霉变食物；限制烧烤（火烧、炭烧）/腌制和煎炸的动物性食物。

注意：肿瘤患者不宜盲目忌口，应及时向医生及营养师咨询，根据病情、治疗方案和不同患者的个体差异决定食物禁忌。

 知识扩展

肿瘤患者不同阶段的饮食注意事项

治疗前饮食。因为癌症实施的治疗方法多种多样，例如手术治疗、放疗、化疗等这些治疗方法多多少少会对身体造成影响。因此，肿瘤患者需要储备能量，提供营养，这样才能保证手术或者其他治疗方法风险降低。如果可以补充足够的蛋白质、维生素，通常可以提高抵抗力。高营养、高能量的食物来补充营养物质，通常才能够提高抵抗力，这样可以为以后的治疗提供储备，防止抵抗力下降。

术后饮食。在手术之后可以选择流质食物、半流质食物获取营养。此时患者的消化功能减弱，不建议进食难消化、高热量的食物。可以让患者适当进食粥类食物、蔬菜汤以及少量的蛋白质来提供营养，而动物脂肪不可摄入过多，这样才能很好地度过术后早期的胃肠道恢复期。随着胃肠道功能恢复，再逐步过渡到正常饮食。

化疗阶段。肿瘤患者化疗期间补充营养的时候，需要注意方法正确。在化疗过程中使用化学药物，除了杀灭癌细胞之外，还可能对正常的细胞造成损伤。因此，需要注意营养物质补充，防止身体受到伤害。如果化疗之后食欲减退，恶心反胃，可以多吃容易消化，改善胃口的食物，不勉强进食，要顺应胃肠道功能状态。提高饮食营养摄入量及口服营养补充要在化疗反应期过去后再加强，以补充反应期间的营养损失。

放疗阶段。如果肿瘤患者需要放疗，有可能会引发不良症状，包括消化道黏膜炎、吞咽困难、吞咽疼痛、腹痛、腹胀等，在饮食上就需要注意：饮食制作要软烂细碎，少食多餐；要遵循医嘱，做好口服营养制剂的补充，或者直接通过管饲的方式获取营养。

 误区解读

肿瘤患者不能吃发物

从现代医学研究来说，没有"发物"这一说法。研究发现，民间所谓的"发物"，都是营养丰富的食品，大多都含有优质蛋白质、铁和锌等矿物质营养素，并没有发现其中任何成分会致癌。目前科学家已经发现非常多的致癌物质，世界卫生组织也根据证据级别把它们划分为 1 类致癌物（确切证据）和 2 类致癌物（证据不明确）等，这才是科学家无论是在细胞、实验动物，还是在人体已经被证实的东西。所以，对于肿瘤患者来说，只有那些被确认为致癌物的食物要远离。所以没有坏的食材，只有不好的吃法，少吃深加工、烧烤、高油高盐类食物。

肿瘤的发病是由环境因素和基因因素共同作用的产物，希望每位肿瘤患者都能调节自身不良情绪，根据自己的实际情况，科学合理膳食，加强营养，不随便忌口，适当锻炼、合理用药、定期复查，早日战胜癌症。

癌症患者怎么吃

癌痛患者，不必一忍再忍

我们在工作中经常听到患者说："得了癌症还能不痛？就忍着吧！""我才不吃镇痛药，那都是快不行了的人才吃的！""镇痛药哪能管用，痛了就得打针！"

其实这些都是大家常见的对于癌症疼痛的误区。一旦发生癌症疼痛，必须及时处理，这样才能改善生活质量、延长生存期。这里给大家普及一下关于癌症疼痛（简称"癌痛"）的正确知识。

 小课堂 ●●●●●●●●●●●●●●●

1. 癌痛的危害和治疗意义

癌痛从多个方面降低生活质量。癌痛不仅仅是痛而已，还会让人感到生活没有希望和乐趣，比如：不想吃东西、睡不好觉、不想和别人交流，以前喜欢做的事情也没有了兴趣。这样的生活不舒适、不快乐，也让家人朋友无所适从。所谓"痛不欲生"就是形容这样的极端情况。

控制癌痛能够改善生活质量、延长生存期。近些年来，随着对癌症患者的关注愈加深入，越来越多的研究结果表明：管理好癌痛能够明显改善患者的生活质量、延长患者生存期。这是有依据的。因为当患者的癌痛得到有效控制，不仅吃喝拉撒能够如常进行，兴趣爱好和与人交往也能更加舒畅。这样患者配合治疗的勇气和信心也会大大增加，诊治效率也能得到提高。

癌痛的治疗要尽早开始，不能等到终末期再开始治疗。癌痛不能等到痛得很严重了再开始，而是只要它影响了正常的生活就应该开始，并且随着疼痛程度的变化随时调整。

2. 癌痛的表现

由癌症引起的主观上不舒适的感觉都可以称为癌痛。癌痛的部位一般与病灶所在的位置相关，但也不一定很局限，有时会影响相应神经支配的区域。疼痛的性质也有很多种，比如：钝痛、针刺样、过电样、压迫感、刀割样等，这些都属于疼痛。疼痛的程度也各不相同，有的只是轻微疼痛，而有的会让人痛得睡不着觉。另外需要强调的是：癌痛的程度不一定与癌症严重程度呈正相关。有的患者病情很轻，可是病灶刚好压迫到神经，就可能痛得很严重。

3. 癌痛的评估方法

癌痛的严重程度完全是主观的。癌痛是否严重不能由别人来说，必须由患者自己来回答。因为有的人性格内敛，有的人性格外放，表现出来的严重程度也不一定与实际相符。

数字评分法。这是评估疼痛严重程度的方法，分为 0 ~ 10 分。0 分是完全不痛，10 分是能够想象的最严重的疼痛（我们会形容为痛得满地打滚）。其中 0 ~ 3 分是轻度疼痛，4 ~ 6 分是中度疼痛，7 ~ 10 分是重度疼痛。

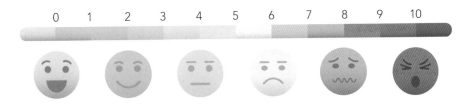

其他与癌痛相关的因素也要评估。 不仅仅疾病本身会引起疼痛，还有很多其他因素会影响癌痛，比如：经济条件、性格特点、家庭社会关系、兴趣爱好、宗教信仰等。

4. 镇痛药的正确使用方法

长期治疗。 按医嘱规律用药，不是按需用药。癌痛大多是慢性疼痛，也就是说会持续存在很长一段时间，所以用药也是像高血压、糖尿病一样需要长期服药。刚开始医生会使用短效口服药摸索患者每日需要的镇痛药剂量。等到用药剂量稳定、疼痛也控制稳定后，医生会给患者更换为每日按时服用的长期药物。目前大部分长效口服镇痛药都是 12 小时服用一次，而不是早晚饭后各一次或者痛的时候吃一次这种医嘱。所以患者要注意设定好闹钟，到时间就要服药，否则会影响用药效果。

有的患者认为痛了就要打镇痛针，只有镇痛针才能管用，口服药效果来得慢。这是有一定道理的。针剂通常吸收、起效更快，但针剂一般只用在处理口服药无法缓解的爆发痛上。而口服药可以做成缓释长效剂型，使用更加方便，因此口服给药还是最推荐的给药方式。

爆发痛处理。 大约有一半的患者会出现按时服用镇痛药还偶尔痛一会儿的情况，这叫作爆发痛。有时爆发痛与某个动作有关，有时没有什么诱因。这时患者会需要用到医生提前准备好的短效药物。但如果爆发痛频繁出现，甚至每天出现 2 次以上，患者就需要向医生反映，医生会根据情况调整镇痛药剂量。

阿片类药物的不良反应及处理。阿片类药物是最常用来治疗癌痛的药物，因为它的疗效好、不良反应基本可控。很多患者担心这类药物的不良反应，如便秘、嗜睡、恶心、呕吐、头晕等。但根据对大量患者观察下来的结果分析，一般只有便秘是长期存在的不良反应，需要患者在饮食上多食用些含纤维素比较多的蔬菜、水果，适量运动，必要时还需要服用缓泻剂。其他不良反应基本都会在最开始用药的几天内逐渐消失，但如果个别患者上述不良反应比较严重，也需要及时就诊由医生帮忙处理。

5. 成瘾问题

这是患者和家属最担心的问题之一。在此我们强调：在医生指导下正确用药的情况下，几乎不会有患者出现成瘾。临床上使用的阿片类药物都是经过特殊改良和制剂的，大多数是缓释剂型，释放速度平稳，不易导致血药浓度波动，所以几乎不会导致成瘾。

 知识扩展

癌痛管理注意事项

疼痛是癌症患者最常见的症状之一。把癌痛控制好，能够显著改善患者的生活质量，进而延长生存期。在癌痛的管理中，需要注意以下事项。

一是重视癌痛管理，及早对癌痛进行干预。

二是癌痛的表现每人各不相同，要让患者自己说出疼痛的感觉。

三是癌痛治疗药物要严格遵循医嘱按时服用，而不是按需服用。

四是关注便秘问题，如有自己处理不了的不良反应及时就医。

五是只要遵循医嘱，镇痛药不会引起成瘾。

 误区解读

癌痛，能忍则忍

肿瘤患者大多存在不同程度的癌性疼痛，大部分患者对癌痛的治疗存在误区。

一，认为癌痛与普通病症一样，实际上癌痛与普通疼痛相比，在疼痛原因、持续时间和治疗效果方面都存在较大区别，所以治疗中需要医患之间共同配合，否则很难达到最好的效果。

二，大部分人认为疼痛可以忍受，实在无法忍受的时候才使用镇痛药。这样不仅会降低患者生存质量，还会使之不能进一步或耐受原发病治疗，甚至引起难治性疼痛。正确的做法是按时用药和按阶梯用药。

三，担心阿片类药物成瘾，一旦使用形成依赖，终身成瘾。须让患者了解阿片类药物的合理使用并不会成瘾，反而会改善患者生活质量。

四，随着肿瘤进展，癌痛会加剧，以后无药可用。癌性疼痛有一套标准的滴定流程及进一步有创镇痛措施，并非后期无药可用。

五，只有晚期肿瘤才会出现癌痛。导致癌痛的原因是多方面且复杂的，比如肿瘤本身、其治疗以及相关病变都可以导致癌痛，癌痛贯穿癌症整个病期，所以早期肿瘤也可能会出现癌痛。因此，癌痛的出现并不意味着肿瘤进展到晚期，广大患者和家属不必产生心理负担，有疼痛出现需要积极进行治疗。

六，按需吃药——痛的时候吃药，不痛的时候不吃药。这是部分患者认知上的错误，所说的"需"，是疾病治疗过程中的需要，而不是患者主观感官需求，按照癌痛诊疗规范，癌痛治疗过程中需要按时用药，也就是说在规定时间内，无论患者有没有疼痛感都需要用药。按时用药能够维持稳定、有效的血药浓度，达到良好的镇痛效果，如果等到疼痛出现后才吃药，往往达不到这种血药浓度。

因此，癌痛治疗并不可怕，医患配合，癌痛治疗方能达到预期效果。

重视睡眠质量，远离失眠烦扰

"我家孩子近几年天天晚上刷手机，半夜都不睡觉，现在得肿瘤跟这不好好睡觉有关系吗？"

"自从得了乳腺癌以后，本来质量就不好的睡眠，更加不好了，晚上翻来覆去睡不着。"

"得肿瘤后夜间疼痛明显，现在已经吃着止痛药，但我不想吃催眠药，我怕上瘾，更睡不好。"

现实生活中，肿瘤患者和家属对睡眠存在较多疑问及误区，为什么都要重视睡眠质量？

小课堂

1. 为什么我们要重视睡眠质量，长期失眠有什么危害

睡眠是人体的生理现象，每个人一辈子约有三分之一的时间是

在睡眠中度过的，睡个好觉对身心健康至关重要。

高质量的睡眠能够让我们得到自我休息和恢复，除了消除疲劳外，还有提高免疫力等作用。高质量的睡眠有以下几个关键词：轻松入睡，不易醒，即使醒了可以再次轻松入睡，睡眠时长够，不早醒，醒来后神清气爽，白天不会昏昏欲睡。

长期睡眠不足或睡眠障碍不仅会对认知功能造成影响，如反应速度降低、注意力不集中、记忆力下降等，同时可能增加焦虑障碍、抑郁障碍、糖尿病、心血管疾病以及癌症等心理及躯体疾病的患病风险。

此外，肿瘤患者在疾病的各阶段都可能伴随不同程度的睡眠质量下降，会对患者的免疫力、心理状态以及生活质量等均产生不同程度的不良影响。

2. 什么是睡眠障碍

睡眠障碍即睡眠觉醒障碍，指睡眠觉醒过程中表现出来的各种功能障碍，包括入睡、睡眠保持以及睡眠时出现障碍、睡眠呼吸障碍或者出现异常的睡眠行为，如睡眠行走（梦游）、睡眠惊恐、不宁腿综合征等。据报道，约有半数以上的癌症患者存在睡眠障碍。

睡眠障碍常见的表现形式包括睡不着、睡不好、睡不醒等。因此，除了入睡困难，维持睡眠困难、早醒、睡不醒也都是睡眠障碍。年轻人容易因为晚睡而出现睡眠障碍，中老年群体主要表现为维持睡眠困难或者早醒。

睡眠障碍临床表现形式多样，睡眠评估量表可辅助睡眠障碍的筛查与评估，例如匹兹堡睡眠质量指数量表，总分 0 ~ 21 分，得分越高，表示睡眠质量越差。此外，还有睡眠信念与态度量表、阿森斯失眠量表、失眠严重指数、斯坦福嗜睡程度量表等。此外，医学上有专门的仪器及技术对睡眠质量进行监测。

3. 什么是失眠

失眠即失眠障碍，是睡眠障碍中最常见的类型，指尽管有适宜的睡眠机会和环境，但依然对于睡眠时间和 / 或睡眠质量感到不满足，并且持续一段时间，影响个体日间社会功能的一种主观体验。日间社会功能下降包括疲劳、精力缺乏、记忆力下降、注意力不集中、情绪低落等。失眠更多见于高龄、女性、存在失眠障碍家族史的个体。在肿瘤患者群体，失眠的患病率为 17% ~ 57%，为普通人群的 2 ~ 3 倍。

失眠的主要临床表现为：睡眠起始障碍，即入睡困难（儿童和青年入睡时间超过20分钟，中年和老年人入睡时间大于30分钟）；睡眠维持障碍（多梦、易醒、整夜觉醒次数 ≥ 2 次、觉醒持续时间延长或再次入睡困难）；早醒（与发病前正常睡眠模式相比，觉醒时间至少提前 30 分钟至 2 小时，而且总睡眠时间下降）。

失眠的疾病诊断必须满足上述症状每周至少出现 3 次，持续 1 ~ 3 个月。

4. 肿瘤患者失眠的常见原因包括哪些

睡眠与觉醒活动受多方面影响，与机体内在因素、自然环境以及社会心理因素等密切相关。肿瘤患者失眠的常见原因如下。

（1）疼痛、恶心、呕吐、呼吸困难等肿瘤患者常见躯体症状未得到有效控制。

（2）存在较严重的焦虑情绪或抑郁情绪等。

（3）应用较大剂量糖皮质激素等影响睡眠的药物，常见于化疗患者。

（4）离开了习以为常的睡眠环境，尤其是收住多人间病房。

（5）未规范应用改善睡眠的药物，可能造成嗜睡或睡不醒等。

（6）其他，例如原发性的睡眠障碍、日间睡眠过量等。

5. 失眠的治疗方式主要有哪些

治疗失眠首先是病因治疗，即找到导致失眠的原因，去除病因是最有效的治疗失眠的方法。其次是对症治疗，即针对失眠本身的治疗，包括非药物治疗及药物治疗。非药物治疗的方式包括心理治疗及物理治疗等。药物主要包括苯二氮䓬类受体激动剂、褪黑素受体拮抗剂和具有催眠作用的抗抑郁药。药物治疗的原则包括个体化、按需、规范、间断、足量给药。

6. 哪些小技巧可以用来改善睡眠质量

如果存在睡眠障碍，则必须分析原因，并且尽量治疗病因，例如肿瘤患者的疼痛治疗等。睡眠障碍是一种疾病，应积极面对，并求助专业人员。

（1）遵循自然规律和生物节律，养成良好的作息规律。

（2）通过冥想、瑜伽等适合自己的方式调整心情，放松心态。

（3）改善睡眠环境，尽量舒适、安静、避免强光。

（4）避免过晚或过量喝浓茶或咖啡，不要暴饮暴食，晚饭不要吃得太油腻或过饱，亦不要睡前饮水过多。

（5）临睡前不要剧烈运动或使用电子产品，可以考虑看书或者听轻音乐。

（6）白天适当运动或活动，避免午睡时间过长。

知识扩展

正常睡眠周期包括几个阶段

正常的睡眠结构周期分非快速眼动睡眠期和快速眼动睡眠期这两个时相，二者交替出现，交替一次称为一个睡眠周期。个体每晚通常有 4～5 个睡眠周期，每个周期持续时间 90～110 分钟。

每一个正常的睡眠周期依据临床、生理以及脑电图的表现分为五个阶段，如下表所示。

睡眠周期表

分期		临床表现	生理表现	脑电图特征
非快速眼动睡眠期（NREM）	一阶段	入睡过渡期，易被惊醒	全身肌肉松弛	以 α 节律为主，呈低电压，频率 8～12 次/秒
	二阶段	进入睡眠状态，可被唤醒	全身肌肉松弛	可出现宽大的梭状波，频率 14～16 次/秒
	三阶段	睡眠加深，巨大声响可唤醒	肌肉十分松弛	大而缓慢的脑波逐渐与梭状波及不规则波交替出现
	四阶段	沉睡，唤醒困难，有梦游等表现	全身松弛，激素大量分泌	出现缓慢而高的 δ 波，频率 1～2 次/秒
快速眼动睡眠期（REM）		眼球快速转动，眼肌活跃，出现梦境	除眼肌外，全身肌肉松弛，难以叫醒	不规则的低压波形

Ⓧ 误区解读

1. **吃催眠药会成瘾**

催眠药导致的药物成瘾往往是因为滥用，主要表现为：对催眠药存在强烈的心理渴求；使用原来的药物剂量无法达到预期效果并因此快速增加药物剂量；停止或者减少催眠药则出现心慌、出汗、手抖、烦躁等戒断症状。

如果严格遵循医生嘱咐应用药物，尤其是遵循了短期、小量、间断、按需的原则，则催眠药上瘾可能性极低。是否需要用药，什么时候服药或停药，是否需要更换药物，用药剂量多大，都必须严格按照医生嘱咐执行。

不是所有的失眠或睡眠障碍都应该服用催眠药。当专业医生评估后建议应用药物时，正确使用催眠药是有利的。若患者不规范应用药物，可能产生依赖性以及耐药性，亦有部分患者出现顽固性失眠，因此不能随意自行调整药物。

2. 打鼾是睡得沉、睡得香，无须关注

打鼾俗称打呼噜，是睡眠呼吸障碍的常见表现形式，较常见于男性、肥胖人士以及有睡眠呼吸障碍的个体。较严重的打鼾可能导致睡眠过程中出现反复、间断性的缺氧，从而导致多种慢性疾病发生。近年来，睡眠呼吸障碍的患病率呈逐年上升趋势，应当引起重视，需要进行专业的检查以及治疗。

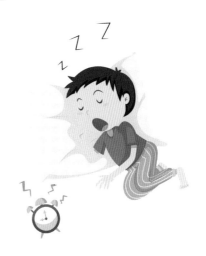

答案：1. C；2. A；3. ×

健康知识小擂台

单选题:

1. 目前最常用于癌痛治疗药物是（　　）

    A. 茶碱类　　　　　　　B. 维生素类

    C. 阿片类　　　　　　　D. 喹诺酮类

2. 了解疾病相关知识的正确途径是（　　）

    A. 政府、权威机构发布的信息

    B. 街头小广告

    C. 不熟悉的"病友"介绍

    D. 社交网站

判断题:

3. 肿瘤患者的复查可在治疗结束 5 年后终止。（　　）

与癌共存,
有可能吗
自测题

（答案见上页）

55检